> そこが知りたい！

心音一刀両断！

HEART SOUNDS MADE EASY, SECOND EDITION

著・Elspeth M Brown
Terence S Leung
William B Collis
Anthony P Salmon

監訳・徳田安春
編集・水野　篤

ELSEVIER

三輪書店

ELSEVIER

Higashi-Azabu 1-chome Bldg. 3F
1-9-15, Higashi-Azabu,
Minato-ku, Tokyo 106-0044, Japan

HEART SOUNDS MADE EASY

© Elsevier Limited 2002

© 2008, Elsevier Limited. All rights reserved.

ISBN: 978-0-443-06907-9

This translation of *Heart Sounds Made Easy, Second Edition* by **Elspeth M Brown, Terence S Leung, William B Collis, and Anthony P Salmon**, was undertaken by MIWA-SHOTEN Ltd. and is published by arrangement with Elsevier Ltd.

本書, **Elspeth M Brown, Terence S Leung, William B Collis, and Anthony P Salmon**著:*Heart Sounds Made Easy, Second Edition* は, Elsevier Ltd.との契約によって出版されている.

そこが知りたい！心音 一刀両断！, by **Elspeth M Brown, Terence S Leung, William B Collis, and Anthony P Salmon.**

Copyright 2017, Elsevier Japan KK.

ISBN：978-4-89590-570-1

All rights reserved. No part of this publication may be reproduced or transmitted in any form or by any means, electronic or mechanical, including photocopying, recording, or any information storage and retrieval system, without permission in writing from the publisher. Details on how to seek permission, further information about the Publisher's permissions policies and our arrangements with organizations such as the Copyright Clearance Center and the Copyright Licensing Agency, can be found at our website: www.elsevier.com/permissions.

This book and the individual contributions contained in it are protected under copyright by the Publisher (other than as may be noted herein).

注　意

　医学分野での知識と技術は日々進歩している．新たな研究や治験による知識の広がりに伴い，研究や治験，治療の手法について適正な変更が必要となることがある．

　医療従事者および研究者は，本書に記載されている情報，手法，化合物，実験を評価し，使用する際には自らの経験と知識のもと，自身と職務上責任を負うべき患者を含むほかの人の安全に留意すべきである．

　医薬品や製剤に関して，読者は(i)記載されている情報や用法についての最新の情報，(ii)各製剤の製造販売元が提供する最新の情報を検証し，投与量や処方，投与の手法や投与期間および禁忌事項を確認すべきである．医療従事者の経験および患者に関する知識のもとに診断，適切な投与量の決定，最善の治療を行い，かつ安全に関するあらゆる措置を講じることは医療従事者の責務である．

　本書に記載されている内容の使用，または使用に関連した人または財産に対して被害や損害が生じたとしても，法律によって許容される範囲において，出版社，著者，寄稿者，編集者，および訳者は，一切の責任を負わない．そこには製造物責任の過失の問題，あるいはいかなる使用方法，製品，使用説明書についても含まれる．

序文

　心臓の聴診は習得するのが最も難しい技能の1つで，この分野で必要とされるものはきわめてわかりにくい．教育は伝統的には，ベッドサイドでエキスパートが身体徴候を説明し，学習者が"理解しているよ"ということをうなずいているといった儀式的な形で行われていた．習得された主な技能は，煙に巻かれているにもかかわらず理解しているようにみせる能力である．この教育方法では，教育する者もされる者も，各々の心周期における特定の音響特性を理解しているか確認することができない．われわれはまるで都合のよいときに教えてくれる循環器専門医がいるかのように，聴診の技術を学習する機会を読者に与えたい．本書は心音を聴くときに自問自答する疑問を紹介する短い，親しみやすい書籍である．単独で用いてもよいし，実際の患者で記録された心音のインタラクティブソフトウェアと併用もできる．

　Heart Sounds Made Easy のインタラクティブソフトウェアは最新のデジタル音響技術に基づく双方向性のツールである．これにより，学習者は録音を聴きながら，心周期のすべての部分の音を正確に同定する自信がつくまで，さまざまな部分を消したり，増幅させたりできる．これは最も理解するのが難しいとされる拡張期の音を認識するのに特に重要である．そんな心雑音があることを確認するには，心雑音の強さを増減できる機器を使うより良い方法はない．このソフトウェアは今，サウサンプトン総合病院ウェセックス心臓部門の学生やジュニアレジデントに聴診の教育をするのに決まって用いられており，これが成功し，人気が出ている．

　本書の初版が出版されて5年の間にコンピューターソフトウェアはかなり変化し，われわれのインタラクティブソフトウェアもアップデートが必要と感じていた．今回，特徴として，心音の音程を変えず速度を遅くするといった新しい特徴を追加できるようになった．また，インタラクティブソフトウェアのレイアウトも使用しやすいように変更した．質問と解答もインタラクティブソフトウェアと書籍のなかに追加し，学習者の知識や進捗に合わせて理解できるようにした．心周期の視覚的再現は心音がどこから発生してい

るかを理解するのに役立つだろう．われわれは本書とインタラクティブソフトウェアが有効な教育補助となると期待している．

Southampton	E.M.B.
2008	T.L.
	W.C.
	A.P.S.

謝辞

　まず何より，心音の記録を記録させていただいたすべての患者と家族の方々に感謝を伝えたい．また，心音操作パネルの開発や，この技術，インタラクティブソフトウェアの発展のための基金を提供してくださった Wessex Heartbeat の関係者の方々にも感謝したい．第 1 版の CD ソフトウェアの開発に携わってくれたサウサンプトン大学音響研究所（Institute of Sound and Vibration Research at Southampton University）の Paul White，Antonello de Stefano，Alfredo Giani に感謝する．

監訳者序文

　百歳を超えてもなお現役医師としてご活躍中の日野原重明先生は全国の小学校で「命の授業」を展開しておられます．その際に日野原先生は，教室の学童全員の人数分の聴診器を準備されています．聴診器で自らの心音を学童に聴いてもらうためです．心音を聴くことにより命を感じることができるのです．心臓の聴診によって医師は，患者さんの心音を聴き，患者さんの命を感じることができます．そして過剰な心音と心雑音を聴き取り，病態を把握することができます．

　また，『ベッドサイドの心臓病学』を著した Jules Constant 先生は，僧帽弁狭窄症の聴診所見を，ベートーベンの第九交響曲の第二楽章のリズムに重ね合わせて教えていました．心臓の聴診スキルはアートの領域ともいえるのです．

　さて，本書をベッドサイドに持ち込んで，心音と心雑音のアートをマスターし，患者さんの命を感じながら，心臓の状態について感じとってみましょう．毎日の診療で，生命に対して畏怖の念を感じながら，心臓の状態について考える，という崇高な臨床の実践が可能になると思います．

2016 年 11 月吉日

　　　　　　　　　　　　　　　　　　　　　　　　　　　取手にて
　　　　　　　　　　　　　　　　　　　　　　　　　　　徳田　安春

訳者紹介

監訳
徳田　安春　独立行政法人地域医療機能推進機構(JCHO)顧問．筑波大学客員教授．臨床研修病院群プロジェクト群星沖縄副センター長

編集
水野　篤　聖路加国際病院心血管センター・循環器内科・QIセンター．急性期看護学・臨床准教授

翻訳（五十音順）
伊利　孝宣　埼玉医科大学医学部医学科　　　　　　（第2章）
鈴木　隆宏　聖路加国際病院内科　　　　　　　　　（第3章）
福井　翔　　聖路加国際病院内科　　　　　　　　　（第4章，第6章）
松尾　貴公　聖路加国際病院感染症内科　　　　　　（第5章，第7章）
水野　篤　　聖路加国際病院心血管センター・循環器内科・QIセンター．急性期看護学・臨床准教授　　（序文，謝辞，本書とインタラクティブソフトウェアの使い方，第1章，第2章，用語集）

目次

序文 iii
謝辞 v
監訳者序文 vii
訳者紹介 viii
インタラクティブソフトウェアコンテンツ一覧 xii
本書とインタラクティブソフトウェアの使い方 xv

第1章　聴診の基本 1
一般的な身体診察 4
心臓血管検査 4
精査 11
　　試してみよう1.1　正常心音（normal heart sounds） ... 12
　　試してみよう1.2　Ⅲ音 12

第2章　大動脈領域（胸骨右縁上部） 15
大動脈弁狭窄症 16
　　試してみよう2.1　大動脈弁狭窄症（クリック音） 21
　　試してみよう2.2　大動脈弁狭窄症（心雑音） 21
静脈コマ音 23
　　試してみよう2.3　静脈コマ音 25

第3章　肺動脈領域（胸骨左縁上部） 29
心房中隔欠損症 30
　　試してみよう3.1　心房中隔欠損症（ASD） 34
肺動脈弁狭窄症 36
　　試してみよう3.2　肺動脈弁狭窄症 40

無害性肺動脈血流音 ………………………………………………… 42
　💻試してみよう 3.3　無害性肺動脈血流音 ………………………… 44
動脈管開存症 ………………………………………………………… 46
　💻試してみよう 3.4　動脈管開存症 ………………………………… 49
Ⅱ音の亢進 …………………………………………………………… 51
　💻試してみよう 3.5　Ⅱ音の亢進 …………………………………… 51

第 4 章　胸骨左縁中部 …………………………………………… 53
大動脈弁閉鎖不全症 ………………………………………………… 54
　💻試してみよう 4.1　大動脈弁閉鎖不全症 ………………………… 56
肺動脈弁下狭窄 ……………………………………………………… 58
　💻試してみよう 4.2　肺動脈弁下狭窄 ……………………………… 60
肺動脈弁閉鎖不全症 ………………………………………………… 62
　💻試してみよう 4.3　肺動脈弁閉鎖不全症 ………………………… 66
　💻試してみよう 4.4　肺高血圧を伴った肺動脈弁閉鎖不全症 …… 67
　💻試してみよう 4.5　右脚ブロック ………………………………… 69

第 5 章　胸骨左縁下方 …………………………………………… 71
無害性振動音(Still 雑音) …………………………………………… 72
　💻試してみよう 5.1　振動性収縮期雑音(Still 雑音) ……………… 74
心室中隔欠損 ………………………………………………………… 76
　💻試してみよう 5.2　大きな筋性部の VSD ………………………… 81
　💻試してみよう 5.3　小さな筋性部の VSD ………………………… 82
　💻試してみよう 5.4　膜様部 VSD …………………………………… 82
大動脈弁下部狭窄 …………………………………………………… 84
　💻試してみよう 5.5　大動脈弁下部狭窄症 ………………………… 87
三尖弁閉鎖不全症 …………………………………………………… 89
　💻試してみよう 5.6　三尖弁閉鎖不全症 …………………………… 93

第 6 章　心尖部 …………………………………………………… 95
僧帽弁閉鎖不全症 …………………………………………………… 96
　💻試してみよう 6.1　僧帽弁閉鎖不全症 …………………………… 99
僧帽弁逸脱症 ………………………………………………………… 100
　💻試してみよう 6.2　収縮期クリック音と小さな
　　収縮期雑音を伴った僧帽弁逸脱症 ………………………………… 102

僧帽弁狭窄症 ……………………………………………………………………… 104
　💻試してみよう 6.3　僧帽弁狭窄症と僧帽弁閉鎖不全症 ………… 108
　💻試してみよう 6.4　僧帽弁狭窄症（僧帽弁開放音）…………………… 109

第 7 章　背部 …………………………………………………………111
大動脈縮窄症 ……………………………………………………………………… 112
　💻試してみよう 7.1　大動脈縮窄症 ……………………………………… 115
肺動脈分枝狭窄症 ………………………………………………………………… 117
　💻試してみよう 7.2　肺動脈分枝狭窄症 ………………………………… 119

用語集 ……………………………………………………………………… 121

索引 ………………………………………………………………………… 124

インタラクティブソフトウェア使用許諾契約書 ………………… 129

インタラクティブソフトウェア コンテンツ一覧

コンテンツ	本書の対応頁	
1. INTRODUCTION		
1.1 Normal heart sounds	試してみよう 1.1　正常心音 (normal heart sounds)	12
1.2 Third heart sound	試してみよう 1.2　Ⅲ音	12
2. AORTIC AREA		
Aortic stenosis		
2.1 Valvar aortic stenosis (click)	試してみよう 2.1　大動脈弁狭窄症（クリック音）	21
2.2 Valvar aortic stenosis (murmur) Valvar aortic stenosis and regurgitation	試してみよう 2.2　大動脈弁狭窄症（心雑音）	21
Venous hum		
2.3 Venous hum	試してみよう 2.3　静脈コマ音	25
3. PULMONARY AREA		
Atrial septal defect		
3.1 Atrial septal defect	試してみよう 3.1　心房中隔欠損症（ASD）	34
Valvar pulmonary stenosis		
3.2 Valvar pulmonary stenosis	試してみよう 3.2　肺動脈弁狭窄症	40
Innocent pulmonary flow murmur		
3.3 Innocent pulmonary flow murmur	試してみよう 3.3　無害性肺動脈血流音	44
Patent ductus arteriosus		
3.4 Patent ductus arteriosus	試してみよう 3.4　動脈管開存症	49
Loud P_2		
3.5 Loud P_2	試してみよう 3.5　Ⅱ音の亢進	51
4. MID LEFT STERNAL EDGE		
Aortic regurgitation		
4.1 Aortic regurgitation	試してみよう 4.1　大動脈弁閉鎖不全症	56

コンテンツ	本書の対応頁	
Subvalvar pulmonary stenosis		
4.2 Subvalvar pulmonary stenosis	試してみよう 4.2　肺動脈弁下狭窄	60
Pulmonary regurgitation		
4.3 Pulmonary regurgitation	試してみよう 4.3　肺動脈弁閉鎖不全症	66
4.4 Pulmonary regurgitation with hypertension	試してみよう 4.4　肺高血圧を伴った肺動脈弁閉鎖不全症	67
4.5 Right bundle branch block	試してみよう 4.5　右脚ブロック	69
5. LOWER LEFT STERNAL EDGE		
Innocent vibratory (Still's) murmur		
5.1 Vibratory systolic murmur	試してみよう 5.1　振動性収縮期雑音（Still 雑音）	74
Ventricular septal defect		
5.2 Loud muscular ventricular septal defect	試してみよう 5.2　大きな筋性部の VSD	81
5.3 Very small muscular ventricular septal defect	試してみよう 5.3　小さな筋性部の VSD	82
5.4 Perimembranous ventricular septal defect	試してみよう 5.4　膜様部 VSD	82
Subaortic stenosis		
5.5 Subvalvar aortic stenosis	試してみよう 5.5　大動脈弁下部狭窄症	87
Tricuspid regurgitation		
5.6 Tricuspid regurgitation	試してみよう 5.6　三尖弁閉鎖不全症	93
6. APEX		
Mitral regurgitation		
6.1 Mitral regurgitation	試してみよう 6.1　僧帽弁閉鎖不全症	99
Mitral valve prolapse		
6.2 Mitral valve prolapse with regurgitation (cliok) Mitral valve prolapse with regurgitation (murmur)	試してみよう 6.2　収縮期クリック音と小さな収縮期雑音を伴った僧帽弁逸脱症	102

コンテンツ	本書の対応頁	
Mitral valve stenosis		
6.3 Mitral stenosis and regurgitation	試してみよう 6.3 僧帽弁狭窄症と僧帽弁閉鎖不全症	108
6.4 Mitral stenosis (opening snap)	試してみよう 6.4 僧帽弁狭窄症（僧帽弁開放音）	109
7. BACK		
Coarctation		
7.1 Coarctation	試してみよう 7.1 大動脈縮窄症	115
Branch pulmonary artery stenosis		
7.2 Branch pulmonary artery stenosis	試してみよう 7.2 肺動脈分枝狭窄症	119
QUIZ		
1st TIME USERS		
CREDITS		

本書とインタラクティブソフトウェアの使い方

　本書とインタラクティブソフトウェアは，併用でも，個別にでも使用することができる．本書の各章は，胸部の領域と対応する心音ごとに分かれている．まず，それぞれの心音について該当する章を読み，解剖，病歴，身体診察，および特定の心音の性状を理解すべきである．それから，該当するインタラクティブソフトウェアの解説を視聴するのがよいだろう．

　本ソフトウェアは，高品質のヘッドホンや良質のスピーカーで聴くことが望ましい．ヘッドホンを使うと，スピーカーで聴くよりも，聴診器に近い音で聴くことができる．コンピューターで聴く場合は，1.4GHz 以上のプロセッサが必要である．なお，本ソフトウェアは英語版のみの提供である．

インタラクティブソフトウェアのダウンロードと起動方法

　インタラクティブソフトウェアの使用にあたっては，まず Elsevier eLibrary へのご登録が必要です．表紙裏をご覧いただき，ユーザー登録および本書のご登録をお願いします．登録が完了しましたら，"書籍の説明"の下にある"付属ファイル"タブから HeartSounds.zip をダウンロードします．ファイル解凍後，"start"をダブルクリックすると，インタラクティブソフトウェアが起動します．

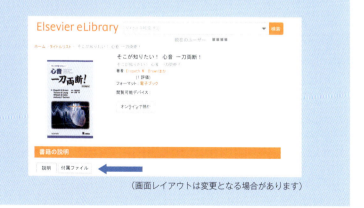

（画面レイアウトは変更となる場合があります）

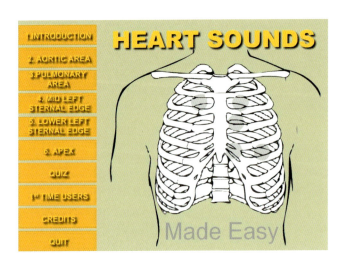

　最初のメニュー画面で **1st TIME USERS** ボタンを選択すると，インタラクティブソフトウェアの目的についての説明がある．**CREDITS** ボタンを選択すると，本書とインタラクティブソフトウェアの製作に携わった機関の情報が表示される．

　メニュー画面では，本書の各章の見出しに対応している目次も表示される．興味のある領域を選択し，クリックすると，その領域でよく聴かれる心音の一覧が表示される（**次頁の図を参照のこと**）．ここで表示された心音は，本書の該当する章で解説されている．画面で心音を選択すると，インタラクティブソフトウェアが立ち上がる．

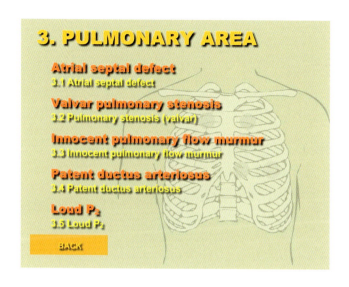

　インタラクティブソフトウェアが起動すると，選択した心音が自動的に再生される．画面は大きく2つに分かれており（**次頁の図を参照のこと**），上の画面（操作パネル）では，選択した心音の個々の要素（Ⅰ音（S_1），Ⅱ音（S_2），収縮期の要素，拡張期の要素など）の音量を調節することができる．これらの要素は心音図で色分けされており，心音図の下にある音量操作バーにも対応する色が使われている．また，音量操作バーの下には，2つの丸いカーソルがあり，心音に合わせて点滅することに気づくであろう．赤いカーソルは収縮期に点灯し，青いカーソルは拡張期に点灯する．これらのカーソルは，収縮期と拡張期のタイミングを視覚的に示しており，本書とインタラクティブソフトウェアの解説では，収縮期拡張期カーソル（systolic diastolic cursor，以下"カーソル"[訳注]）と称されている．

> 訳注：本書を通じてこの"カーソル"という用語はたびたび出てくるが，本書のみの用語なので注意して覚えておいてほしい．

　心臓の動きを示す動画も心音に合わせて表示される．赤と青の矢印は，それぞれ左室と右室での血液の流れを示している．緑の矢印は，聴取可能な心雑音が発生する場所を示す．問題のある弁による心音（肺動脈弁狭窄症の肺動脈弁など）では，弁が赤く表示される．

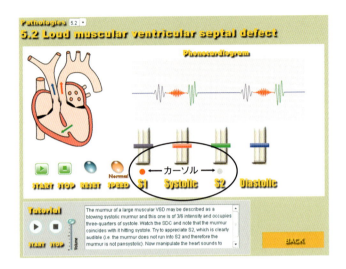

　心臓の動画の下には，心音と動画の開始ボタンと停止ボタンがある．**RESET** ボタンは心音の4つの要素の音量を元の状態に戻すときに使用する．**SPEED** ボタンは，心音の速度（正常／ゆっくり）を切り替えるときに使用する．ゆっくりの場合，心音の速度は落としてあるが，音程は変わらないようにデジタル処理されており，心音の微妙な特徴を聴き取ることができる．

　下の画面は解説に使われる．**START** ボタンをクリックすると，インストラクターの音声解説が始まり，文字も表示される．解説中は，心音の各要素が内容に合わせて自動的に調節される．音声解説よりも心音に集中したいときには，音量操作バーを使って音声を下げることができる．

　画面の上部にはプルダウンメニューがあり，異なる心音を選択することができる．また，画面右下には **BACK** ボタンがあり，クリックするとメインメニューに戻ることができる．

本書とインタラクティブソフトウェアの使い方　xix

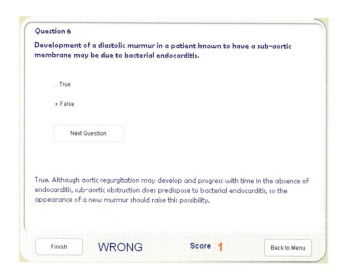

　インタラクティブクイズは，心音聴診についての知識を測ることができるテストであり，メインメニューから受けることができる．問題は，本書の確認問題から抽出された計170問である．クイズは，Finish ボタンをクリックすることでいつでも終了することができ，スコアが表示される．

> **Dr. 水野のつぶやき：始めましょう**
>
> 　さて，みなさん，本書を通じて，一般的な聴診の基本をしっかりと身につけましょう．本書の特徴は，何と言っても，インタラクティブソフトウェアにおいて，心音の各成分を大きくしたり，小さくしたりできることです．少し人工的な感触はありますが，心雑音などのタイミングを学習するのにこれ以上のコンテンツはないと思います．
> 　Split と書かれているバーがあるのはごく一部しかありませんので，みつけたらぜひ動かしてみてください．
> 　人間の耳では大体20msec ぐらいで分裂して聴こえ始めますね．
> 　最後に，この本において"ノーソル"とはどれを指すのか，再度チェックしてから読み始めてくださいね．

1 聴診の基本

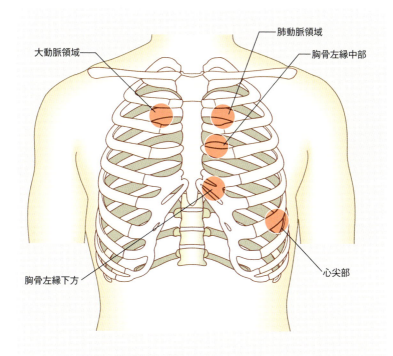

心臓を聴診し，正常，異常を認識することは，多くの医療従事者に必要なスキルである．心臓は，ほかの臓器と比較して，無症状であったとしても，診察で異常が明らかになることが多いだろう．したがって，正常と異常を区別し，精査の必要性や緊急性を決定する能力は，現場で患者のケアにかかわるすべての医療従事者に不可欠である．しかしながら，徹底的な病歴聴取と包括的な一般診察を行い，これらの結果を一連の文脈に落とし込むことが重要であることは，変わらない．本章では，心疾患に関して，特に重要な病歴と身体診察の特徴を取り上げるつもりである．特定の精査の内容に関しては簡単に触れるつもりだが，心疾患の検査や治療についてのより詳細な検討に関しては，読者はもっと分厚い，包括的な心臓の教科書を参照されたい．

病歴

心血管疾患は多数あるが，病歴聴取可能な症状はわずか一握りである．

痛み

労作時の胸痛は，冠動脈疾患において最も頻度が高いが，肥大型心筋症と重度の流出路閉塞も心臓痛（胸痛）をもたらすことがある．痛みは典型的には，胸部の上方に位置し，締め付けられるような感じ，もしくは押しつぶされるような感じと表現される．時には息切れとして感じられることもある．胸痛は左腕や顎に放散することもある．狭心症において，痛みは典型的には運動時に出現し，安静もしくはニトログリセリン投与により改善される．心筋梗塞においては，胸痛はさらに強く，持続し，安静やニトログリセリンで改善しない．嘔気，嘔吐や発汗を伴うこともある．このような胸痛は，上部消化管などからくる痛みと区別しなければならない．そして，運動との関連性や寛解因子はこれらに役に立つ．心疾患に伴うほかの痛みには，心膜炎における鋭い中央部の痛みがある．これは，深呼吸や前かがみになることで増悪する．胸部大動脈解離は非常に強い痛みを引き起こすが，しばしば背部，肩甲骨の間に感じられる．

息切れ

息切れは，心疾患のもう1つの重要な症状であり，肺疾患に起因する息切れと区別しなければならないが，もちろん両者が共存する可能性はある．息切れは初期には労作時に限られるが，重症度が高い場合には安静時にも存在する．しかしながら，これは肺疾患でも共通する事実である．起座呼吸や夜間発作性呼吸困難の病歴は，呼吸器疾患とは対照的に強く心疾患を示唆する

が，自信をもって症状の原因を特定するためには，さらなる精査が必要になるかもしれない．

動悸

　動悸は一般的によくある症状であり，通常は正常洞性頻脈や期外収縮を知覚しているだけである．しかし，不整脈に伴う動悸は**原発性不整脈**(primary arrhythmia)のみならず，器質的心疾患，虚血性心疾患，心筋症などの多種多様な心疾患の主たる症状であることもある．

　一般的に起こる失神は，血管迷走神経に起因することが最も多いが，この診断は除外診断である．なぜなら，失神は重症の流出路閉塞，心筋症や不整脈などの生命を脅かす心疾患を反映することがあるからである．

　就下性浮腫(dependent oedema, dependent edema)による足首の腫脹は，心疾患というより，うっ血性心不全の特徴としてみられる．

さらなる病歴

　虚血性および非虚血性の両方の心疾患の遺伝的原因をよく理解したうえで，先天的／後天的な既知の心疾患，そして家族の突然死に焦点を当てた詳細な家族歴は必須である．家族歴(既知の遺伝的素因や，剖検でも特定の原因が認められない若年者の突然死)は，**原発性不整脈**(primary arrhythmia)の可能性を高めるので，これらの家族歴はますます詳細に確認されるようになってきている．明らかに前者(既知の遺伝的素因)は後者(原因不明若年者の突然死)に比して調べることが容易であるが，遺伝的異常がすでに知られている場合ですら，完全に確信することは不可能である．

　患者の以前の一般的な健康状態やライフスタイルも重要である．心房中隔欠損症のような**先天性心疾患**の患者は，周りの友人と比して体力がないことを当然と考えているかもしれない．心雑音の病歴や，心疾患の可能性についての精査などが以前行われていれば，それは診断の光明となりうる．

　過去の喫煙や処方・乱用された薬物は，現在の心臓の状態に影響を及ぼしているかもしれない．

　糖尿病の病歴を聴取すべきであるのと同様に，リウマチ熱の既往歴は特に聴取すべきである．現在日常で行っている運動の量や，過去に行っていた運動の量についても聴取すべきである．なぜならこれにより，症状がゆっくり進行していることが明らかになる可能性があるからである．患者に，高血圧症の病歴があるか，また脂質異常があるかを知っているかどうかに関しては聴取すべきである．

身体診察

すべての身体診察の際には，患者が非着衣であることが重要である．しかし，患者の尊厳は常に尊重すべきであり，不必要な露出は避けるべきである．子どもを診察する際に洋服を脱がそうとすると，とても動揺してしまい，聴診することができなくなることがあるので，妥協は必要である．身体診察における正しい体位にするときも同様であるため，時には後日改めて診察を行うなど，より柔軟な対応が必要となるかもしれない．

一般的な身体診察

一般的な身体診察には，身長・体重測定や，それらから Body Mass Index（BMI）を計算することが含まれる．肥満は虚血性心疾患の重要な危険因子であり，先天性にしろ，後天性にしろ，心疾患のある患者に余計なストレスを与えることになる．低身長・高身長もいずれにしても極端な場合には，心疾患に合併する症候群の可能性もあるので，特に骨格系および消化管系などの可能性のある特徴を注意深く探すことが重要である．特定の可能性のある症候群では，診断するために，さらなる精査が必要になるかもしれない．（顕著な左右シャントや重症のチアノーゼを伴うような）特定の先天性心疾患は小児期の成長障害となるかもしれない．治療可能な病変に対する早期の外科的修正を行う傾向により，先進国ではこれらは減少しているが，高齢患者や発展途上国の患者においては，まだ成長制限を示している．

皮膚を診察する際には，血清コレステロール上昇の重要な徴候である**眼瞼黄色腫**（xanthoma palperum）を調べる必要がある．末梢型および中枢型のチアノーゼの有無も調べるべきで，可能であればパルスオキシメーターによって酸素飽和度を測定すべきである．長期間のチアノーゼによる多血症であるかどうかに注意するだけではなく，貧血の臨床的評価も行うべきである．ばち指，浮腫の存在と程度にも注意する．特に末梢の浮腫がある場合には，胸水や腹水の貯留に関しても探究する必要がある．

心臓血管検査

特定の病態に関連する異常徴候は，心雑音に関連する章で説明する．いくつかの一般的なポイントのみここで触れる．

■動脈の拍動／血圧

　はじめに，患者が座位もしくは横になってリラックスした状態で，橈骨動脈拍動の速度とリズムを評価する．脈拍が不規則であれば，心尖部の聴診での心拍数の評価と，手首で測定した脈拍数を比較することで，**脈拍欠損**に気づくことであろう．古典的には頸動脈で性状や拍出量を評価するが，特に子どもは苦痛に感じることもあるので，上腕動脈拍動を用いることもある．すべての脈を触知し，反対側と脈容量を比較すべきである（ただし，頸動脈は同時に行わないようにする）．**大動脈縮窄**（coarctation）で認められる，**橈骨大腿動脈遅延**（radiofemoral delay）や大腿動脈の触知不良の存在を調べるのに，橈骨動脈拍動と大腿動脈拍動も比較するべきである（**図 1.1**）．血圧計で測定される収縮期血圧と拡張期血圧の差は，臨床的に重要な脈圧の客観的数値を示す．血圧計のカフの適切な選択は，正確な判定のためにきわめて重要で，血圧の正確な測定方法は臨床的な身体診察の教科書に含まれている．

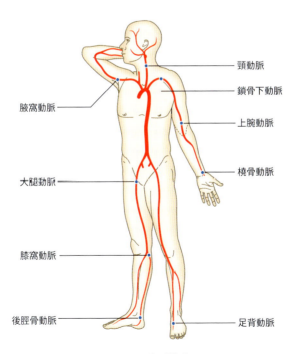

図 1.1　動脈拍動

■静脈拍動

中心静脈拍動（頸静脈波）は，患者が 45° で楽に横になっている状態で評価し，高さは，鎖骨上何 cm として記載される．正常な患者では，頸静脈波は観察されない．首が短く，皮下脂肪の多い肥満患者や乳児においては，特に評価することはきわめて困難だろう．頸静脈圧の上昇は，心不全や上大静脈の閉塞の重要な徴候である．特に上大静脈の閉塞の場合には，拍動が消失する．静脈拍動には，心房収縮による a 波，心室収縮期の心房圧の上昇による v 波がある．小さな c 波は，通常頸部では観察できないが，心室収縮期の開始を示す．また x 下降と y 下降がある．すべての静脈拍動は洞調律の場合にのみ観察される（図 1.2）．

■胸部の視診

胸の視診では，**変形**（deformity），目にみえる脈動，拡張した静脈，および以前の手術痕を探すべきである．**脊柱後側弯症**（kyphoscoliosis）のような変形は心拍動に影響を与え，器質的に正常な心臓にもかかわらず心雑音を聴取することがある．やせている患者では，心尖拍動が観察されるかもしれない．

■胸部の触診

胸の触診では，心臓の拍動が触れる最も低く，最も外側の点である心尖部を触知する．患者は横になるか，まっすぐに座っていなければいけない．健

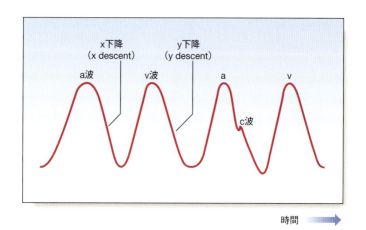

図 1.2　正常の静脈拍動

康な人であれば，左鎖骨中線上，第5肋間にある．心疾患のみではなく，脊椎や肋骨変形，肺疾患によって心臓が偏位すると，心尖部の位置も影響を受ける．例えば，胸水貯留や気胸では心尖拍動が反対側に押しやられる．心尖部が同定しがたい場合には，右胸心を考え，右側胸部を触診することを忘れないようにする．心尖拍動の性状も評価すべきだが，皮下脂肪により影響を受ける．心尖部では**振戦**（thrill）を確認する．それから胸骨の左右で手の平を用いて触診する．**右室抬起**（right ventricular heave）（**胸骨左縁で**）および，どちらかで振戦を触れるようにする．胸骨上切痕で大動脈振戦を触れるようにする．

■ 胸部の打診

心臓濁音を打診で評価することができるが，実際にはこれは日常的に行われていない．胸部の打診は肝臓のサイズを確認したり，著明な胸水が貯留している場合に有用である．

■ 聴診

> 覚えておこう
> - 心音
> - 過剰心音
> - 心雑音

ここが本書の核心であり，次章以降で詳細に取り上げる．しかしながら，ここではまず，"前胸部を聴診し，神のお告げを祈るように待つ!?"ような聴診がよく行われていることを強調したい．より実用的な方法は，心周期（図1.3）を通じて系統的に聴取することである．次章以降で言及していくが，本質的に，以下が含まれる．

心音
Ⅰ音

Ⅰ音（S_1）とⅡ音（S_2）を特定する．もしはっきりしない場合は，頸動脈波を用いてタイミングを計る．Ⅰ音は頸動脈拍動と一致する．Ⅰ音を聴取し，大きいか，小さい（静か）か，分裂しているかを決定する．Ⅰ音は僧帽弁と三尖弁が閉じる音であり，この2つは完全に同時であることはないものの，必ずしも分裂して聴こえるわけではない．

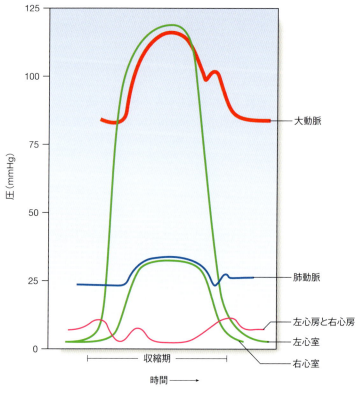

図 1.3　心周期

II 音

II 音に耳を傾け，分裂の呼吸性変動を評価するようにする．大動脈弁そして肺動脈弁の閉鎖によって II 音は生成されるが，分裂は通常認められる．しかし，頻拍のときには認められない．必要があれば，患者に深呼吸をしてもらい，息を止めてもらう（できる場合）．II 音が正常ではないと感じた場合には，II 音が大きいか小さいか，単一か，大きく分裂変動するか，もしくは広く分裂し固定しているかを確認する．

次に，過剰心音に耳を傾ける．これらは，I 音の後の**駆出性クリック**(ejection click)，拡張期後半の**僧帽弁開放音**(opening snap)，III 音(S_3)，IV 音(S_4)である．2 つ以上の過剰心音が存在することがある．

過剰心音
Ⅲ音とⅣ音
　Ⅲ音は急速充満期である拡張早期に発生する．これは，若くて健康な成人や妊娠中に聴取されることもある．Ⅳ音は心房収縮時に発生するため，洞調律のときにのみ存在する．これらの音は聴診器のベル面で，患者が少し左側臥位になったときに最もよく聴取される．

クリックとスナップ
　正常な心臓弁の開放音は聴取されない．駆出性クリックは，異常な大動脈弁や肺動脈弁が開放することにより，収縮期早期に発生する．これらはⅠ音の分裂と間違えられることがある．僧帽弁逸脱により**収縮期中期クリック**（mid systolic click）が出現するが，これは間欠的であることがある．僧帽弁開放音は異常僧帽弁，三尖弁から発生するため，拡張期に聴取される．特筆すべきこととしては，弁膜症が重症になればなるほど弁の可動性が低下し，クリックやスナップは消失する．

ノック音と摩擦音
　収縮性心膜炎においては，ノック音として知られる大きく，低調な拡張期雑音があることもある．心膜摩擦音は高調な雑音で収縮期に最も大きいが，拡張期にも聴取されることが多い．摩擦音は時間経過とともに変化し，心嚢液がかなり増えれば摩擦音は消失する．
　最後に，収縮期そして拡張期に心雑音を聴取する．

心雑音
　心雑音（収縮期または拡張期）のタイミングは，患者が頻脈だと特に難しい．収縮期は，頸動脈を触れることでわかるかもしれない．心雑音には，収縮期雑音，拡張期雑音，収縮期雑音および拡張期雑音，または連続性雑音がある．心雑音のタイミングについては，関連する章で説明する．
　心雑音には，僧帽弁狭窄症のように低調のものと，小さな**心室中隔欠損症**（Ventricular Septal Defect：VSD）のように高調のものがある．心雑音の強度は変化するが，大きいからといって必ずしも重症であることを示すものではないことに注意することが重要である．例えば，小さなVSDでは大きな心雑音が生じることがあるが，一方で大きなVSDでは心雑音が生じないこともある．収縮期雑音は伝統的に6段階のスケールで評価するが，1/6の心雑音は小さく，6/6は非常に大きい（**表 1.1**）．拡張期雑音は4段階で評価される．

表 1.1　収縮期雑音のグレード

グレード	振戦	心雑音
1/6	なし	とても小さい
2/6	なし	小さい
3/6	なし	容易に聴取可能
4/6	あり	大きい
5/6	あり	聴診器を半分胸壁に当てるだけで聴取可能
6/6	あり	聴診器なしで聴取可能

　心雑音が呼吸性変動するかどうかを判断することも重要である．概して，右心系から生じる心雑音は，吸気により増強される．

　前胸部と背部のそれぞれの位置でこの順番で聴取することが重要である．また，具体的に探すことができるように，どのような異常な徴候が一緒に出現するかを認識することも重要である．例えば，大動脈二尖弁は，心尖部で最もよく聴取される収縮期駆出性クリック，胸骨右縁上部で最もよく聴取される収縮期大動脈狭窄音，胸骨左縁中部でよく聴取される拡張期大動脈逆流性雑音を伴うことがある．これらのどれかを同定した場合は，ほかが一緒にないかを注意深く聴くべきである．

聴診器

　高品質の聴診器は重要な投資であり，ほとんどは一生使える．われわれは，成人の心臓病用の聴診器はすべての年齢（早期産新生児を除く）に適しており，これらは小さい小児用や新生児用の聴診器よりよい音響特性をもっていると感じている．ベル面は僧帽弁狭窄の拡張期雑音のような低調音を拾うように設計されており，膜面はそのほかのほとんどの音を拾う．しかしながら，多くの最近の聴診器は，膜面の音響特性は押し付ける圧によって膜面とベル面が切り替わるように設計されている．したがって取り扱い説明書を注意深く読み，自分の聴診器に詳しくなることが重要である．インタラクティブソフトウェアの記録は電子聴診器を用いて記録されており，これらでは音を増強することができる．しかしながら，日常の診療において，われわれは電子聴診器ではない聴診器を使用している．チューブが長ければ長いほど，音は放散してしまいがちであることも知っておくほうがよいだろう．つまり，標準

的な長さ（約 50cm）が推奨される．最も良い聴診器であっても，周囲の騒音や非協力的な患者には太刀打ちできないことを忘れてはならない．

■ 精査

■ 心電図と胸部単純 X 線写真

心電図（Electrocardiogram：ECG）および**胸部単純 X 線写真**（Chest X-ray：CXR）は，診断を確定または重症度を評価するのに役立つ重要な情報を与えてくれる．そのため，異常に関する詳細な説明は本書の範囲を超えているが，よくある ECG および CXR の特徴に関する短いメモを含めている．特定の ECG または CXR 異常がある一方で，重大な疾患があったとしても，これらの検査結果が正常であることはよくあることであり，本書を通じてそのことを示す．

心エコー

英国では心エコーが普及してきており，一般開業医が国内の一部の地域から直接心エコーにアクセスできるようになっている．しかしながら，心エコーの有用性は，皮下脂肪の存在，患者の移動可能性，十分な検査をするための体位を保持できるなどの患者因子や装置の質のみならず，検者の訓練や技術にかなり依存することを知ることは重要である．したがって，心エコーをオーダーする前に，臨床医は必要とする情報をはっきりさせ，検査の限界を知り，適応に対して最も適切な精査であることを確診しなければならない．詳細な説明は本書の範囲を超えているが，心エコーは非常に普及しているため，それぞれの病態の心エコー評価についての短い説明を加えた．

心臓カテーテル法および磁気共鳴画像（MRI）

心臓の病態の完全な評価には，**心臓カテーテル**や**心臓磁気共鳴画像**（Magnetic Resonance Imaging：MRI）がますます使用されるようになっている．しかし，心エコーとは異なり，これらの精査は専門施設の領域であり，これらは，本書では説明しない．

 この節で学んだこと
- 探しているものだけがみつかるだろう．

試してみよう 1.1　正常心音（normal heart sounds）

- インタラクティブソフトウェアの正常心音（normal heart sounds）を聴いてみよう．異常な心音を理解するには，正常な心音を確実に評価できるかどうかにかかっている．したがって，以下の指示に従い，Ⅰ音，Ⅱ音を自信もって同定できるかどうか確認しよう．カーソルをみながらⅠ音に焦点を当て，Ⅰ音が収縮期にあるカーソルと一致することを確認しよう．Ⅰ音のタイミングに自信がついたら，Ⅱ音に焦点を当て，Ⅱ音が拡張期にあるカーソルと一致することを確認しよう．

- 自信をもてるようになったら，Ⅰ音を最小化し，正しかったかどうかを確認しよう．

- これができるようになったら，リセットして，いくつか心周期を聴き，再度Ⅰ音とⅡ音を同定し，Ⅱ音を最小化しよう．

- 正しい音を同定できていたかどうか確認しよう．

- 最後に，録音された実際の音を再び聴いてみよう．Ⅰ音とⅡ音を識別できたかどうか自信がない場合，自信をもって心音を識別することができるようになるまで，順番に各心音を最大化してみよう．

試してみよう 1.2　Ⅲ音

- それでは，インタラクティブソフトウェアに収録されているⅢ音を聴き，Ⅰ音，Ⅱ音，Ⅲ音を識別しよう．ここでのアドバイスをもとに，聴いている音の識別に自信をもてるようにしよう．

- はじめに，カーソルをみながらⅠ音に焦点を当て，Ⅰ音が収縮期にあるカーソルと一致することを確認しよう．Ⅰ音のタイミングに自信がついたら，Ⅱ音に焦点を当て，Ⅱ音が拡張期にあるカーソルと一致することを確認しよう．次に拡張期にあるⅢ音を聴いてみよう．

- Ⅲ音を同定できるようになったら，Diastolic 音量操作バーを最小化しよう．今Ⅲ音は聴こえなくなっているはずだ．

- いくつか心周期を聴いたら，リセットする．前にはⅢ音を理解できなかったとしたら，今は簡単だと感じることだろう．Ⅲ音は，疾走する馬に例えられている．

- 自信をもってⅢ音を識別できるようになるまで，拡張期バーを最小化したり，元に戻したりという前の2つのステップを繰り返そう．

Dr. 水野のつぶやき：すべてはⅠ音・Ⅱ音から

　重要なことは，"覚えておこう"にもありますが，
　　①心音，②過剰心音，③心雑音
に分けて聴くことです．
　①の基本的なⅠ音・Ⅱ音は比較的みなさん理解されやすいのですが，②特にⅢ音，Ⅳ音は難しいですよね．本書のインタラクティブソフトウェアで音の性状を覚えてください．
　今回のⅢ音は聴こえましたか？　低音だという意識をもって聴いてみてください．Ⅰ音・Ⅱ音より少し奥に引いた感じです．
　ぼーっと聴いていると何も会得できません．
　1つだけ補足しておきます．今回の心音に，Ⅲ音があるということだけではなく，ほかにも何かおかしいということは感じませんか？　拡張期を消してみてください．収縮期と拡張期の長さがほぼ同じです．通常は拡張期が長いのでしたよね？　つまりこれは頻拍傾向のときにⅢ音が聴こえるリズムに近いです．
　何が言いたいかというと，どんなときにでもまずⅠ音・Ⅱ音をしっかり理解しようとするといろいろわかってくるものがあります．何事も基本が大切です．

2 大動脈領域（胸骨右縁上部）

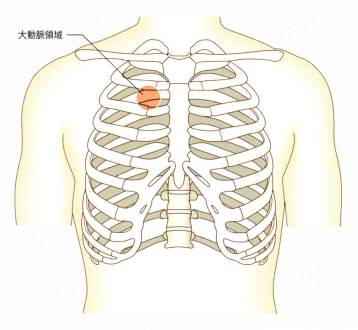

大動脈領域は第2右肋間に存在する

この領域で最もよく聴取される心雑音
- 大動脈弁狭窄症（Aortic stenosis）
- 静脈コマ音（Venous hum）

大動脈弁狭窄症

解剖

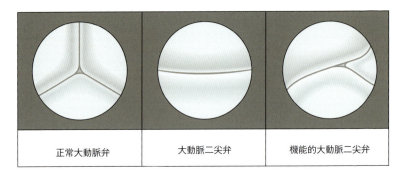

正常大動脈弁　　大動脈二尖弁　　機能的大動脈二尖弁

図2.1　大動脈弁

大動脈弁は通常3枚の等しい大きさの弁尖からなる．しかし，大動脈弁の異常は心臓の先天性異常で最も一般的であり，人口の1～2％に存在する．大動脈弁はそれら弁尖間の癒合もしくは，2つまたは1つしか弁尖をもたない弁（二尖弁，一尖弁）により狭くなりうる（図2.1）．一般的に，狭窄しているような**三尖弁**（stenotic trileaflet valve）では，弁尖は等しい大きさではない．**先天性大動脈弁狭窄症**（congenital aortic stenosis）では，大動脈弁輪も同様に小さくなることもあり，僧帽弁が異常であったり，大動脈縮窄も存在する（Shone 症候群）ときに特に当てはまる．先天的異常のある大動脈弁は成人期に石灰化狭窄を発症する可能性が高く，弁尖が不均等な大きさの場合はより起こりやすい．

大動脈弁は弁の肥厚や粘液変性によっても狭くなることがある．大動脈弁狭窄症のいかなる患者にも**大動脈弁閉鎖不全症**（aortic regurgitation）が合併することがあることを忘れてはいけない（第4章参照）．

大動脈二尖弁や大動脈弁狭窄症の患者ではしばしば**上行大動脈**（ascending aorta）が拡張する．これは，狭窄の重症度を反映しないので**狭窄後拡張**（post-stenotic dilatation）ではなく，**大動脈中膜**（aortic media）の異常によるものである．

病歴

成人では，大動脈弁狭窄症は通常無症候性で心雑音の存在で発見されるが，

狭心症，運動中の失神を訴える患者や，まれには運動中の突然死で発症することもある．石灰化狭窄は時間とともにより重症化するため，患者は運動耐用能の緩徐な低下に気づかない可能性がある．大動脈二尖弁は男女比でおよそ4：1と男性に多いので，大動脈弁狭窄症は男性でより一般的である．左心室は最終的に機能しなくなり，その後患者は息切れを発症する．

新生児では，致死的な大動脈弁狭窄症は無脈や微弱な脈拍，呼吸促迫，肝腫大を伴う**破綻**(collapse)した状態で発症する．新生児期以外の子どもでは，成人発症の大動脈弁狭窄症と同様に，通常無症候性で心雑音の存在から気づかれる．狭窄の重症度の上昇は，必ずしも症状の悪化と関係しない．運動中の失神は憂慮すべき症状であり，突然死を起こす危険があることを示唆している場合がある．

身体診察

軽症の大動脈弁狭窄症では，**一般的診察**(general examination)は正常である．中等症から重症では，脈は低容量となることがあり，脈圧は血圧測定上低下する．胸骨上切痕で振戦を触れることがあり，さらに重症な大動脈領域の疾患の可能性がある．心尖拍動は速く短い性状となることがある．

Turner症候群の患者では大動脈二尖弁のことが多く，それゆえ大動脈二尖弁をもつ女児ではTurner症候群の特徴を検索すべきである．

前述したように，新生児は非常に微弱な脈拍を伴い血行動態の破綻した状態で現れることがある．

心音	Ⅰ音(S_1)：正常 Ⅱ音(S_2)：正常，軽症ではA2は大きく，重症化が進むにつれて小さく(soft)なる
過剰心音	Ⅰ音の後に心尖部に最強点の駆出性クリック 重症の狭窄ではⅣ音(S_4) 左室不全ではⅢ音(S_3)
心雑音	大動脈領域で頸部に放散する収縮期駆出性雑音

心電図

軽症の狭窄では，正常である．不幸にも狭窄の重症化が進んだ一部の患者においては，心電図に反映されず正常のままのこともある．しかしながら，通常は狭窄の重症化の進行は心電図上で，左室肥大と左室ストレインパターンを引き起こす(図2.2)．それらの変化は安静時心電図で正常のとき運動負

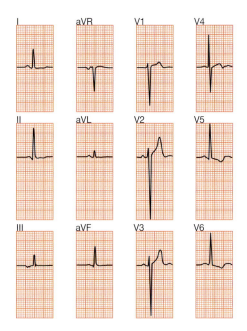

図 2.2　重症大動脈弁狭窄症の患者
V2 誘導にて深い S 波を伴い，電位基準（voltage criteria）上でも左室肥大（left ventricular hypertrophy）が示唆される．また V5，V6 誘導で右下がりの ST 部分を伴い，左室の"ストレイン"パターン（strain pattern）を認める．

荷心電図で現れることがあるが，左室流出路の閉塞がある患者への運動負荷心電図の実施は，慎重に行われなければならない．

　致死的な大動脈弁狭窄を有する新生児では，肺高血圧に起因して右室肥大を示すことがある．

胸部単純 X 線写真

　おそらく正常であるが，上行大動脈における狭窄後拡張がみられることがあり，これは狭窄の重症度とは関連性がない（図 2.3）．石灰化が弁尖にみられることがある．左室肥大は中等症から重症の肥大で観察できるようになり，左室が機能しなくなった場合には，左室充満圧上昇の徴候と肺水腫がみられる．

大動脈弁狭窄症 19

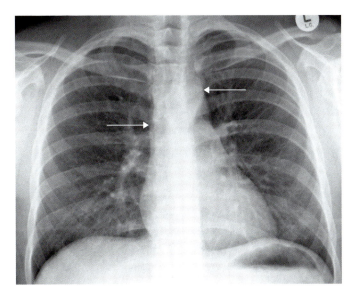

図 2.3　大動脈弁狭窄症
著明な大動脈陰影の突出(矢印)は拡張した上行大動脈を示唆し，この疾患によくみられる．

心エコー

　心エコーは手術または**カテーテルインターベンション**(catheter intervention)が第一選択の治療になるかについて影響を与える弁の解剖所見を示す．狭窄かつ／または逆流の重症度を示し，左室機能の評価も可能にする．

メモ

　大動脈弁狭窄症の重症度は一生を通じて進行する可能性がある．この範囲での最も軽症といえば，狭窄や逆流を併発しない二尖弁による駆出性クリックのみであろう．クリックは乳児では相対的に頻脈であるため，識別するのは難しい．クリックは弁が石灰化すると消失する．狭窄症の患者では，収縮期駆出性雑音が聴取され，狭窄が重症になったり心拍出量が損なわれるまでは，重症化するほど大きい．左心不全の発症は，さらに心雑音の強さを減少させる一因となる．大動脈弁狭窄症の心雑音は**漸増／漸減性**(crescendo/decrescendo)の心雑音であり，最強音のタイミングは狭窄が重症化するにつ

れ左室駆出が長引くのでより遅くなる．重症例では，心室駆出が延長するため大動脈成分が遅延し，Ⅱ音の**奇異性分裂**（paradoxical splitting）が生じることがある．しかしながら，大動脈弁が非常に石灰化していたり，可動性が低下していると，Ⅱ音の大動脈成分が小さくなり聴き取れないこともあり，そのため奇異性分裂が聴こえないことがある．Ⅳ音は硬く，肥大した左室の前収縮期拡張のために生じる．これは重大な疾患を意味するが，40歳以上の患者では重症度の指標として信頼性を欠く．Ⅲ音は左室不全に伴って現れ，Ⅳ音と連なると拡張中期雑音のように聴こえることもある．

この節で学んだこと

- 大動脈弁狭窄症の心雑音は大動脈領域で最強点を認めるが，クリックは心尖部で最強点を認める．
- 異常な大動脈弁は大動脈縮窄と関係していることがある．
- きわめて重症の大動脈弁狭窄，特に左室不全が続発する場合，心雑音は小さくなることがある．

まとめ

● 最強点はどこか？	➡	大動脈領域
● いつ心雑音が聴取できるか？	➡	収縮期
● ほかに同じ心雑音をきたしうる疾患は？	➡	Still雑音はときどき大動脈領域で聴こえるが，通常は胸骨左縁下部で聴こえる
● 大動脈弁狭窄症で認める特徴は？	➡	心雑音の質，頸部への放散，認める場合はクリック音または振戦

大動脈弁狭窄症 21

試してみよう 2.1　大動脈弁狭窄症（クリック音）

- 心尖部で録音された実際の音を聴いてみよう．非常に小さい収縮期雑音のみが聴こえ，またこの録音の主な特徴は駆出性クリックである．駆出性クリックはⅠ音のほぼ直後に生じ，それらを区別するのは難しい．経験の浅い聴診者はしばしばⅠ音が"分裂"していると評価するが，実は駆出性クリックがそのように聴こえるのである．
- よりわかりやすくするためにクリックを最大化してみよう．カーソルをみて，クリック音を聴きながら心音のリズムを取ってみよう．
- 次に，クリック音を最小化しⅠ音を最大化する．クリック音が今度は聴こえなくなり，Ⅰ音が単独で大きく別々に聴こえる．
- 次にクリック音を最大化してⅠ音を最小化する．
- 今度はⅠ音が聴こえなくなりクリック音だけが現れる（かなりⅠ音に似ている）．
- 最後に，クリック音は最大のままでⅠ音を最大化する．
- 今度はⅠ音とクリック音が強調されていて，"2つ"の音は明らかである．
- これらの4つのステップを，Ⅰ音と駆出性クリックを確実に別々に識別できるまで繰り返してみよう．
- 最後に，録音された実際の音を聴いて，必ずⅠ音と駆出性クリックの識別ができていることを確かめよう．

試してみよう 2.2　大動脈弁狭窄症（心雑音）

- この心雑音が記録されたのは大動脈領域で，大動脈弁狭窄症の心雑音は大きく，クリック音はしばしば聴き取れない領域である．小さなⅠ音と，はっきりとⅡ音が続く収縮期駆出性雑音を聴いてみよう．
- 実際の心雑音を聴いたら，収縮期を最小化する．
- これでⅠ音とⅡ音だけが聴き取れる．心雑音を除いた後のほうが心雑音を理解しやすいことがある．したがって次に収縮期を最大化する．
- 今度は大動脈弁狭窄症の心雑音が強調され，心雑音がさらに聴きやすくなる．
- 必要ならば最後の2ステップを，心雑音を聴くことに確信がもてるまで繰り返してみよう．
- 最後に，実際の心雑音を再生して，記録されたとおりの心雑音を評価しよう．

確認問題

以下の記述が正しければ正，間違っていれば誤と記入しなさい．すべて回答したら下の解答をみて確認しなさい．

1. 大動脈弁異常は男性よりも女性でより一般的である．
2. 大動脈弁狭窄症は大動脈弁クリックの原因となることがある．
3. Ⅲ音の存在は重症疾患を意味する．
4. 胸部単純X線写真上の上行大動脈の拡張は重症大動脈弁狭窄症を意味する．
5. 大動脈弁狭窄症の心雑音は漸増／漸減性雑音である．
6. 大動脈弁狭窄症に関連する振戦は心尖部で最もよく触れる．
7. 大動脈弁狭窄症ではⅡ音は大きいか，または小さい（soft）または単一のことがある．
8. 明らかな大動脈弁狭窄症があっても心電図は正常なことがある．
9. 大動脈弁異常は狭窄優位から逆流優位へ進行することがある．
10. 突然死は重大な大動脈弁狭窄症におけるリスクである．

【解答】

1. 誤．男女比は約 4：1．
2. 正．しかしながら弁が非常に固定されている場合消失することがある．
3. 正．これは左室不全で起こる．
4. 誤．**大動脈起始部拡張症（aortic root dilatation）は有意狭窄のない大動脈二尖弁の存在で発症することがある．**
5. 正．心雑音のピークが遅くなるほど，狭窄はより重症である．
6. 誤．心尖拍動は早く短い性状のことがあるが，振戦は胸骨右縁上部と胸骨上切痕で最もよく触れる．乳児ではときどき，胸骨の左方で振戦を触れることがあるが，成長に従って右方に移動する．
7. 正．Ⅱ音の大きな大動脈成分は可動性のある弁や中等症の狭窄によって起こる．弁の可動性が小さくなるにつれて，Ⅱ音は穏やかまたは単一になることがある．
8. 正．心電図は通常重大な大動脈狭窄による左室肥大を示すが，正常のこともある．
9. 正．これは小児期から成長に従って起こることがある．ときどき顕著な逆流のある弁が石灰化と線維化を伴って進行し，顕著な狭窄に至ることがある．
10. 正．これは特に運動中において正しい．

静脈コマ音

解剖

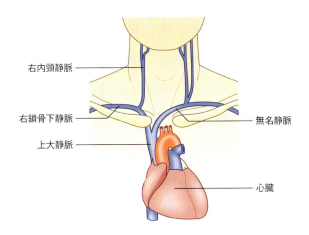

図 2.4　頸部の大静脈

　静脈コマ音(venous hum)は小児期によくみられる**無害性雑音**(innocent murmur)で，定義によると，心臓の解剖は正常である．**連続性雑音**(continuous murmur)は頸部の大静脈に由来する(図 2.4)．

病歴

　患者は無症候である．静脈コマ音は 12 か月から 6 歳でよくみられ，そのためそれらの雑音は健康診断といったルーチンのスクリーニングで気づかれる．それらはまた若年成人でも現れるが，妊娠や甲状腺機能亢進症，貧血といった**高拍出循環状態**(hyperdynamic circulation)でも起こりうる．雑音が大きい場合は，ときおり自覚する患者がいて，彼らはそれを拍動性耳鳴と感じる．

身体診察

　全身検査は正常．

心音	Ⅰ音：正常 Ⅱ音：正常
過剰心音	なし
心雑音	連続性雑音は最大で鎖骨を越えてちょうど胸鎖乳突筋の側方まで聴こえるが、大動脈領域や肺動脈領域で聴こえることがある

心電図

正常.

胸部単純X線写真

正常.

心エコー

構造的に正常な心臓を確認する.

📝 メモ

静脈コマ音は低音の連続性雑音で、確かに鎖骨より上側でより大きいが、しばしば鎖骨より下方で聴こえ、また通常左方より右方で大きい．これらは患者に自分の肩から上を観察してもらうことで明らかになり、座るときにより大きく、横になるとき消失する．患者に前を向きかつやや下向きになってもらうことで雑音が消えることがあり、または胸鎖乳突筋の側方にある頸静脈に圧力をかけることでそれはより確実になる．雑音は大きいことがある．鎖骨より下で聴取されることがあるため、**動脈管開存症**（Patent Ductus Arteriosus：PDA）と間違われることがあるが、低音であることと圧迫で消失することで、診断が正しいことを確認できる．

> ✏️ この節で学んだこと
> ● 静脈コマ音は小児期でよくみられる無害性雑音である．

試してみよう 2.3　静脈コマ音

- インタラクティブソフトウェアで静脈コマ音を聴いてみよう．ここでのアドバイスをもとに，確実に連続性雑音を聴けるようになろう．それぞれのステップで，次にとりかかる前に聴いていることがはっきりすることを確認しよう．
- この記録は左の鎖骨下のものである．小さい(soft)連続性雑音がある．雑音を評価するのに最も難しい部分は拡張期成分で，たいていの経験の浅い聴診者は最初これを収縮期雑音と解釈する．カーソルをみながら心周期を通して連続性雑音を認識しようとしてほしい．この例ではⅡ音が大きい．Ⅱ音を越える雑音を聴いてみよう．
- 自信がついたら拡張期を最小化しよう．
- 今度は雑音の収縮期成分のみ聴こえて，Ⅱ音は明瞭な終点である．独立した収縮期成分を聴いたので，拡張期を最大化しよう．
- 拡張期成分は前よりも大きく聴きやすい．拡張期成分の存在を確信できるまで聴いてみよう．まだ自信がなければ収縮期は最小化してみよう（拡張期は最大のままで）．
- 今は，純粋な拡張期雑音が聴こえる．この例では，拡張期雑音のはじめに同時に起こるⅡ音がまだ聴取できるだろう（カーソルが拡張期にいくと同時にⅡ音が起こる）．
- 実際の雑音を聴いて，雑音の質とタイミングを確認しよう．連続性雑音の聴取に確信をもてない場合には，自信がつくまで前のステップを繰り返そう．

まとめ

- 最強点はどこか？　　　　➡　鎖骨上
- いつ雑音が聴取できるか？　➡　収縮期から拡張期にかけて
- ほかに同じ雑音をきたしうる疾患は？　➡　もし左方で大きければ PDA
- 静脈コマ音で認める特徴は？　➡　姿勢と頸部への圧迫で変化すること

確認問題

以下の記述が正しければ正，間違っていれば誤と記入しなさい．すべて回答したら下の解答をみて確認しなさい．

 1. 静脈コマ音は小児期でよくみられる．
 2. 静脈コマ音は収縮期雑音である．
 3. 静脈コマ音は横になると大きくなる．
 4. 静脈コマ音はPDAと間違えられることがある．
 5. 静脈コマ音は通常左側で大きい．
 6. 静脈コマ音は同側の内頸静脈を圧迫することによって消失する．
 7. 静脈コマ音は熱性疾患でより目立つことがある．
 8. 静脈コマ音は耳鳴として現れることがある．
 9. 静脈コマ音は左肺の上で聴こえることがある．
10. 静脈コマ音の原因は，心エコーでみられることがある．

【解答】

 1. 正．小児と若年成人でよくみられる．
 2. 誤．雑音は連続性で，収縮期から拡張期にかけて．
 3. 誤．座ったときに大きく，横になると消失することがある．
 4. 正．しかし通常PDAの心雑音よりも低音である．
 5. 誤．通常右側で強い．
 6. 正．診断を支持する．
 7. 正．妊娠中や貧血の状態でもみられる．
 8. 正．記載のとおり．
 9. 誤．大きなPDAの心雑音はしばしば背中で聴こえる．
10. 誤．雑音は内頸静脈が椎骨の棘突起によりゆがむことが由来と仮定されているが，証明はされていない．

Dr. 水野のつぶやき：聴こえなかったものを聴く

　第2章で(というよりこの本で)，さらにレベルアップすべきところは，ほとんどの人が飛ばしてしまったのではないかと考えられる"クリック音"と"静脈コマ音"です．この後の章でも同じように一生みなさんが遭遇しない，もしくは気づかないまま進んでも困らないような心音が出てきます．

　重要なことは，これらには遭遇しないので"もう聴かなくてよい"ということではなく，むしろこういう聴いたことがないものをしつこく聴くということです．収縮期雑音などは，周波数の特性からも聴こうとしなくても聴こえます．

　静脈コマ音とPDAの鑑別や，音の性状はみなさんもぜひ本書を通じて感じてください．大切なことは，本書を読んだ後に，小児科に足を運び，聴こうとするかです．

　聴こえる人には聴こえるが，聴こうとしない人には聴こえないものがあります．学習しようとするわれわれは，聴こえなかったものを聴いてみたいと思いませんか？　一緒に頑張りましょう．

3 肺動脈領域（胸骨左縁上部）

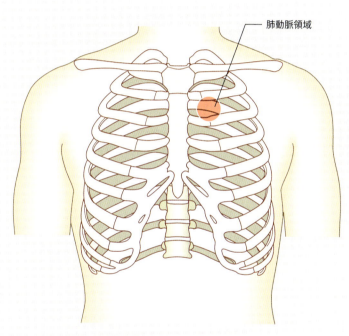

肺動脈領域は左第2肋間を指す

この領域で最もよく聴取される異常

- 心房中隔欠損症（Atrial Septal Defect；ASD）
- 肺動脈狭窄症（Pulmonary Stenosis：PS）
- 無害性肺動脈血流音（Innocent pulmonary flow）
- 動脈管開存症（Patent Ductus Arteriosus：PDA）
- Ⅱ音の亢進（Loud second heart sound）

心房中隔欠損症

解剖

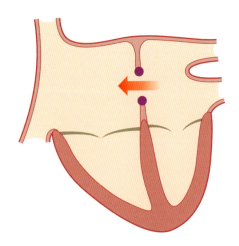

図 3.1　心房中隔欠損症

心房中隔欠損症（Atrial Septal Defect：ASD）とは心房中隔に穴がある状態である（図 3.1）．ほとんどの場合，右心房圧は左心房圧よりも低いため，左心房から右心房に血液が流れ込む．この結果，右心房・右心室の容積が増大（拡張）し，肺への血流量が増加する．

例えば出産期などにいきんだりするようなときには，右房圧は左房圧を上回り，その結果 ASD を介して右左シャントが生じる．

たいていの場合，その欠損孔は正常の胎児構造である卵円孔である（二次孔欠損型 ASD）．欠損孔が房室弁接合部に存在すれば，房室弁の異常や僧帽弁逆流症を合併することもある（一次孔欠損型 ASD，部分的／不完全 AVSD）．また欠損孔が上大静脈あるいは下大静脈と右心房の接合部に存在する（静脈洞型 ASD）こともあり，部分肺静脈還流異常症を併発することもある．しかし，いずれのケースにおいても同じ徴候や症状を呈しうる．

病歴

ASD は成人期に合併症を認めるまではしばしば無症候性に経過するが，時に胸部症状をきたしたり，幼少期の成長を妨げることがある．

合併症は，すでに述べたような病態変化により生じ，以下のものがある．
1. 右心拡大による心房性・心室性不整脈
2. 肺血流量増加による頻回の呼吸器感染症および肺高血圧症
3. 奇異性塞栓症による脳梗塞

■ 身体診察

いつもどおり，何らかの症候群の徴候がないかを探していく．Down 症候群では特に一次孔欠損型 ASD の合併がみられる．右室抬起性拍動（右心拡大や肺高血圧による）や触知可能な II 音（S_2，肺高血圧症に限る）を触診する．

心音	I 音（S_1）：正常 II 音：広く分裂
過剰心音	なし
心雑音	収縮期：収縮期駆出性雑音，しばしば背部に放散する 拡張期：通常心雑音なしは弱い三尖弁通過血流の雑音を認めることもある

心電図

心電図は正常であることもあれば，右軸偏位や PR 間隔の延長，また不完全右脚ブロックを呈することもある．一次孔欠損型 ASD と静脈洞型 ASD では上方軸を呈することもある．肺高血圧症を合併すれば，右心肥大の**電位基準**（voltage criteria）を満たしうる．

胸部単純 X 線写真

図 3.2 は心拡大を呈しており，特に右心房（一本矢印），右心室および中心肺動脈（二本矢印）において認められる．肺野は血流増加を呈しているが，肺高血圧が進行すれば，末梢血管の先細り像を呈する．

心エコー

心エコーで ASD の確定診断が得られる．また，カテーテルデバイスによる閉鎖あるいは外科的手術のどちらを選択するべきかの解剖学的評価が可能である．肺高血圧症の評価も可能であり，肺高血圧の場合は閉鎖できないこともある．**肺動脈狭窄症**（Pulmonary Stenosis：PS）のような併存病変も関連疾患の有無もまた判断することができる．

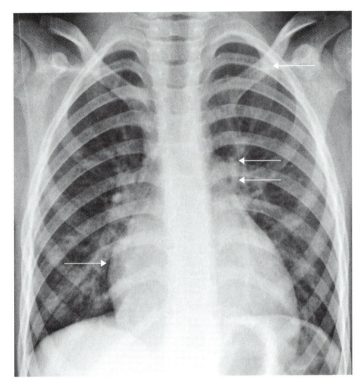

図 3.2 心房中隔欠損症
心拡大，特に右心房（一本矢印），右心室および中心肺動脈（二本矢印）を呈している．肺野は血流増加（plethoric）を呈しているが，肺高血圧が進行すれば，末梢血管の先細り像（pruning）を呈する．

メモ

　ASD の欠損サイズは数 mm のものから，中隔がほとんどすべて欠損する大きなものまでさまざまである．それゆえに，血行動態もさまざまであり，それは聴診所見にも反映される．古典的には**幅広い固定性分裂**（fixed splitting）が認められるが，通常，これは**大きな**欠損の場合である．小さな欠損の場合は，Ⅱ音はより狭い分裂であり，幾分変動し，生理的分裂との区別が難しいこともある．肺高血圧症に至ると，肺動脈弁成分が強調されるようになり，その分裂は減弱する．肺動脈駆出性雑音の大きさはさまざまであるが，意外なことに常に欠損孔の大きさに一致するわけではない．しかしなが

ら，三尖弁の拡張期雑音を聴取すれば，大きな欠損が存在し，そこを介する血流量が多いことを示唆する．

> **この節で学んだこと**
> - 肺高血圧症があると，古典的 ASD の所見は認められない．
> - 大きな欠損の場合は固定性分裂が生じる．
> - 小さな ASD であるほど，分裂は狭く，しばしば変動する．

> **まとめ**
> - 最強点はどこか？　　　　　　➡ 肺動脈領域
> - いつ心雑音が聴取できるか？　➡ 収縮期中期
> - ほかに同じ心雑音をきたしうる疾患は？　➡ 肺動脈弁狭窄症あるいは無害性肺動脈血流音
> - ASD で認める特徴は？　　　　➡ 幅広く分裂するⅡ音の存在

試してみよう 3.1　心房中隔欠損症（ASD）

- それではインタラクティブソフトウェアでASDの音を聴いてみよう．ここでのアドバイスをもとに，Ⅱ音の分裂や，弱い肺動脈血流音を自分でしっかり聴き取れるか確かめてみよう．それぞれのステップにおいて，自分が今何を聴いているのかをはっきりさせてから次に進もう．
- ASDは，臨床的に最も診断しづらい疾患のうちの1つである．心雑音は収縮期で微弱であり，背景にある原因への主たる手がかりは幅広いⅡ音の固定性分裂である．聴く際には，そのⅡ音に集中してみよう．Ⅱ音の分裂は，たとえそれが幅広いものであっても，聴き取りづらい．カーソルが拡張期にあるときにⅡ音が発生することに注意しよう．分裂は，右手の人差し指と中指でほとんど同時に木のテーブルを軽く叩くときに聴こえるような音である．
- 実際の心雑音を聴いたら，まず収縮期の音を最小にしてみよう．
- すると，収縮期雑音は除かれて，Ⅱ音に集中できるようになる．次にその分裂を正確に確認してみよう．心配しなくていいが，これは明らかな音ではない．何回か聴いたら，Ⅱ音の分裂音を大きくしてみよう．
- 注意深く聴いて，Ⅱ音に集中しよう．収縮期雑音は消えて，幅広く分裂したⅡ音がより認識しやすくなる．その分裂を正しく認識できるまで繰り返して聴いてみよう．分裂音がはっきり聴こえるようになったら，収縮期雑音を再び最大音に戻してみよう．
- 注意深く聴いてみると，その心雑音は小さくかつとても短いが，今は大きな心雑音であり，より簡単に認識できる．
- 最後に，録音された実際の音を聴いてみて，Ⅱ音の分裂と小さい収縮期雑音とを正しく認識できているか確認しよう．その心雑音やⅡ音の分裂音の強弱を変えて聴いて，上記のステップを繰り返すことで，ASDの患者の聴診に自信がもてるようになろう．

確認問題

以下の記述が正しければ正，間違っていれば誤と記入しなさい．すべて回答したら下の解答をみて確認しなさい．

1. ASDの心雑音は心房間短絡による乱流によるものである．
2. ASDでは，常にⅡ音の固定性分裂を聴取する．
3. 概して，Ⅱ音の分裂が広がれば広がるほど，心房中隔欠損を介する左右シャントの血流量は増加する．

心房中隔欠損症

4. ASDによる三尖弁の拡張期雑音を聴取すれば，それは一般的に介入の必要性があることを示唆している．
5. 肺高血圧症はASDではよくある初期の合併症である．
6. 心電図上右室肥大の所見があれば，肺高血圧症の合併に注意するべきである．
7. 心電図で上方軸は，心房中隔二次孔欠損症ではよくあることである．
8. 心房中隔一次孔欠損症の患者は，心房中隔二次孔欠損症の患者に比べて，早期に症状が出ることがしばしばある．
9. 肺動脈の拡張期雑音は，肺高血圧症の初発時に生じることがある．
10. 胸部単純X線写真では，大動脈の突出は大きなシャントの存在を反映することがある．

【解答】
1. 誤．心雑音は肺動脈の流出路の血流が増加することから聴こえる．
2. 誤．Ⅱ音の分裂はASDでは幅広く聴取するが，それでもなお可変的であり，小さな欠損孔ではなおさらそのとおりである．
3. 正．欠損孔が大きいほど，血流量は増し，分裂幅はより広くなる．
4. 正．三尖弁拡張期雑音はより大きな欠損孔で合併しやすい．
5. 誤．ASDによる肺高血圧症は40〜50歳になるまで起こりにくく，また高齢の患者でさえ生じないこともある．初期に肺高血圧症をきたした患者では心拍出を補助するために，心房間の血流を維持することがある．
6. 正．右心室拡大により心電図上右室電位の変化を認めることもあるが，一般的には右室肥大が存在するならば，肺高血圧症は疑わなければならない．
7. 誤．上方軸は心房中隔一次孔欠損症でより典型的にみられる（部分的房室中隔欠損症）．
8. 正．一次孔欠損型ASD（部分的房室中隔欠損症）では左右の房室弁逆流をきたし，単純な二次孔欠損型ASDと比較するとより聴き取りやすい心雑音を呈する．一次孔欠損型ASDはトリソミー21の患者により多くみられ，それゆえにルーチンのスクリーニング検査で検出されるだろう．
9. 正．拡張期肺動脈圧が上昇すれば，肺動脈弁閉鎖不全症となりうる．
10. 誤．大きなシャントがある状況では，肺動脈が突出しうる．上行大動脈は比較的目立たない．

肺動脈弁狭窄症

解剖

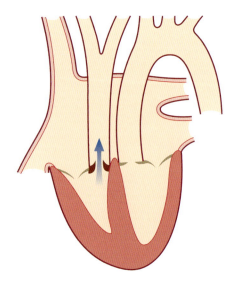

図 3.3　肺動脈弁狭窄症

　肺動脈弁狭窄症（図 3.3）は肺動脈弁における狭窄である．原因として，二尖弁あるいは三尖弁の交連部癒合によるものや，可動性の低下した肥厚した粘液変性した弁が挙げられる．著しく弁が肥厚した弁形成異常は，Noonan症候群などの症候群に併存する肺動脈狭窄でより一般的に認められる．狭小化した弁は乱流を引き起こす．肺血流量を保つために，狭窄が進行すればするほど，右室圧は上昇する．しかしながら，狭窄度がさらに重症化すると，右室は閉塞を代償できなくなり機能不全に至る．

病歴

　軽症の肺動脈弁狭窄症は無症候性である．典型的な心雑音を聴取することで発見され，発熱時や妊娠期間中のような心拍出量が増加している場合により大きな音が聴取される．肺動脈弁を介しての圧較差が 40mmHg より小さければ，非進行性であると考えられる．

　中等症から重症の PS もまた無症状で経過することがあるが，血流制限を

引き起こす狭窄に対して右室が拍出量を増加させられないために，特に運動時などに呼吸困難や疲労感を生じることがある．

新生児期には，PS は致死的であり，肺動脈弁の狭窄が重度であれば，右室に還流してきた血液を駆出できなくなる．これは時に解剖学的右室低形成を合併している．動脈管の開存や，右室を**迂回**（bypass）するような卵円孔による右左シャントが存在すれば，（チアノーゼは認められていても）児の状態は良好でありうる．しかし，動脈管が閉鎖してしまうと，重篤化しうる．

■ 身体診察

いつもどおり，明らかな症候群の徴候を探していこう．Noonan 症候群は特に肺動脈弁狭窄症を合併する．一般的診察ではそれ以外には通常正常であるが，右室の機能不全を伴う重症の肺動脈弁狭窄症では，頸静脈圧の上昇や下腿浮腫，肝腫大をきたすことがある．重度の肺動脈弁狭窄症の児は，チアノーゼを呈し，呼吸困難をきたしたり全身性への心拍出が乏しいことがある．重症肺動脈弁狭窄では，右室拾起性拍動所見を認め，肺動脈領域では**振戦**（thrill）を触れることもある．

心音	Ⅰ音：正常 Ⅱ音：正常
過剰心音	Ⅰ音の後の収縮期駆出性クリック
心雑音	収縮期：背部に放散する収縮期駆出性雑音 拡張期：通常なし

心電図

軽症から中等症の肺動脈弁狭窄症では心電図は正常所見を示すが，重症例では右室ストレインを伴う右室肥大所見を呈する（図 3.4）．Noonan 症候群では上方軸となりうる．重度の肺動脈弁狭窄症を伴う右室低形成の新生児では，心電図上右室電位（force）が不自然に欠けていることがある．

胸部単純 X 線写真

一般的に正常であり，狭窄後拡張のために主肺動脈の突出を認めることもあるが，これは重症度を示すものではない．より重度な肺動脈弁狭窄症であれば，心尖部の挙上を伴う右室肥大を呈し，右室不全に陥れば心拡大を呈する．重度の肺動脈弁狭窄症を伴う新生児では，心臓の輪郭は正常であっても，肺血流陰影が減弱していることがある．

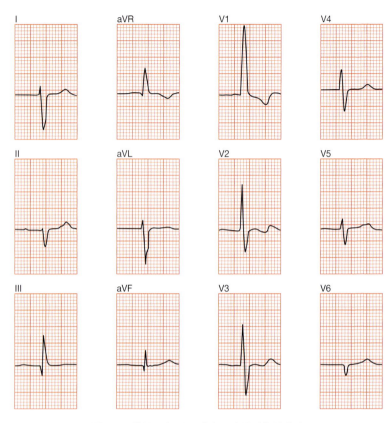

図 3.4 乳児における重度の肺動脈弁狭窄症

一般的ではないが, P 波はとても低い電位であり, Ⅱ誘導でははっきりみえる P 波を伴った洞調律を呈している. また PR 間隔が延長している(第一度房室ブロック, PR 間隔は約 240msec)ことに注意しよう. さらに, 右軸偏位(QRS 軸は約 145°)であり, 右室肥大の典型的な所見である. V1 誘導の純粋な(pure) R 波と V6 誘導の純粋な S 波があり, 電位基準(voltage criteria)上, 重度の右室肥大を示唆する.

心エコー

心エコーでは肺動脈狭窄を描出でき, その狭窄度を評価することができる. 心房間短絡のような併存病変を探索するだけではなく, 右室機能も評価することができる.

メモ

弁のクリック音を聴取できることがある．重症度が増すにつれて，クリック音はⅠ音に近接してくる．そのため非常に重度な狭窄では，クリック音は聴取できなくなる．背部に放散する収縮期雑音を聴取する．重症度が増すにつれて，心雑音はより大きくなり振戦を伴うこともある．しかしながら右室不全をきたし心拍出量が低下するようなより重症な場合には，心雑音は再び小さくなっていく．

この節で学んだこと

- 肺動脈弁狭窄症は複雑先天性心疾患の一部であることがある．

まとめ

● 最強点はどこか？	➡ 肺動脈領域
● いつ心雑音が聴取できるか？	➡ 収縮期中期
● ほかに同じ心雑音をきたしうる疾患は？	➡ ASD あるいは無害性肺動脈血流音
● ASD で認める特徴は？	➡ 弁クリック音を聴取する 幅広いⅡ音の分裂を聴取しない

試してみよう 3.2　肺動脈弁狭窄症

- それではインタラクティブソフトウェアで肺動脈弁狭窄症の音を聴いてみよう．ここでのアドバイスをもとに，自分で弁クリックの音を聴きとれるか，また肺動脈弁狭窄症の心雑音を聴き取れるか確かめておこう．それぞれのステップにおいて，自分が今何を聴いているのかをはっきりさせてから次に進もう．
- この心雑音は肺動脈領域での記録である．録音された実際の音を聴いてみて，まずは収縮期雑音を聴いてから，Ⅰ音の直後に駆出性クリックがあるのを聴いてみよう．両方の音をしっかり認識できたら，正しく聴診できているか確かめるために，心音を操作してみよう．
- まず収縮期音を最小化してみよう．
- 収縮期雑音を除ければ，心音に集中できるだろう．カーソルが収縮期にあるときにⅠ音が同時に聴こえる．Ⅰ音のすぐ後に駆出性のクリックがある．歯切れの良い(crisp)，はっきりとわかる音(discrete)であり，しばしばそれ自身をⅠ音と誤認してしまうことがある．これをしっかり認識できたら，Ⅰ音を最小限にしてみよう．
- 実際に聴いてみて，Ⅰ音がない状態で聴いてみると，クリック音がⅠ音として聴こえることがわかる．
- そのクリック音をしっかりと聴こえていると確信できたら，Ⅰ音を最大に戻してみよう．
- ここまできたら，Ⅰ音とその直後に続く駆出性クリックの2つの音を，しっかりと聴けていることだろう．
- 最後に，一度リセットして実際の心雑音を聴いてみて，Ⅰ音，駆出性クリック，収縮期駆出性雑音，Ⅱ音の順番に確認してみよう．このようにしてクリック音をⅠ音と区別できるようにしよう．

確認問題

以下の記述が正しければ正，間違っていれば誤と記入しなさい．すべて回答したら下の解答をみて確認しなさい．

1. 肺動脈弁狭窄症では，心雑音が大きくなればなるほど，狭窄度は増悪している．
2. 軽症の肺動脈弁狭窄症でさえ，通常は症状を呈する．
3. 重篤な肺動脈弁狭窄症を伴う新生児はチアノーゼを呈する．
4. 肺動脈弁のクリック音は，心雑音なしに生じうる．

5. 胸部単純 X 線写真での肺動脈の狭窄後拡張は常に重症であることを示唆する．
6. 肺動脈弁狭窄症の心雑音は，肺動脈領域で最も強く聴取する．
7. 肺動脈弁狭窄症の心雑音は拡張期に聴取する．
8. 肺動脈弁狭窄症の心雑音は妊娠時により大きくなる．
9. 心電図や胸部単純 X 線写真が正常であっても，肺動脈弁狭窄症が存在することがある．
10. 軽症の肺動脈弁狭窄症では常に侵襲的な治療を行う必要がある．

【解答】

1. 誤．ある程度の段階まではこれは正しいが，非常に重症の狭窄では心拍出量が落ち，心雑音はより小さくなる．
2. 誤．軽症の肺動脈弁狭窄症は通常無症状である．
3. 正．肺動脈血流が減少し，心房レベルにおいて右左シャントが存在するためである．
4. 正．二尖弁や軽症の異常弁ではクリック音は生じうるが，有意な狭窄ではないため，心雑音も生じない．
5. 誤．重症の肺動脈弁狭窄症は狭小化した肺動脈となり，異常弁では狭窄の伴わない肺動脈の拡張を伴うことがある．
6. 正．心雑音を聴取する位置は診断の鍵となる．
7. 誤．肺動脈弁狭窄症の心雑音は収縮期に聴取する．拡張期の心雑音は併存する肺動脈弁閉鎖不全症により生じうる．
8. 正．妊娠のように心拍出量が増加するような状態では，心雑音はより大きくなる．
9. 正．中等症の肺動脈弁狭窄症でさえ，これらの検査所見は正常となることがある．
10. 誤．軽症の肺動脈勉弁狭窄症は何もせずとも臨床上問題なく(tolerated)，病状が進行しないこともある．

無害性肺動脈血流音
解剖

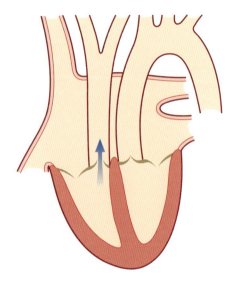

図 3.5　無害性肺動脈血流音

　定義によれば，あらゆる無害性心雑音において心臓の解剖学は正常である．ただし，肺動脈血流音は右室流出路から生じているとされている．

病歴
　これらの患者においては，解剖学的にも機能的にも正常な心臓であるために，心臓病の症状は呈さない．無害性心雑音は幼児期にはよく聴取されるために，実際には原因が心臓ではない胸痛のような症状がある小児のなかには，たまたま無害性心雑音を伴うことがある．

身体診察
　心血管系の診察は，心雑音を聴取することを除いて，正常である．身体異常を伴うものは，心臓の構造異常をもつ可能性が高くなるが，無害性心雑音は小児によくみられるので，そういった実際の患者のなかにもたまたま無害性心雑音を呈する者もいる．

心音	Ⅰ音：正常 Ⅱ音：正常
過剰心音	なし
心雑音	収縮期：収縮期駆出性雑音 拡張期：なし

心電図

正常である．

胸部単純 X 線写真

正常である．

心エコー

心エコー検査で心臓は解剖学的には正常であるとわかる．

📖 メモ

無害性肺動脈血流音(図 3.5)はよくみられ，特に幼児期には多い．しかし，若年成人でも同様に聴取することがあり，とりわけ妊娠時のような高心拍出状態ではよくみられる．この心雑音が背部に放散することはない．

> 📝 この節で学んだこと
>
> ● 無害性肺動脈血流音と ASD の鑑別は，Ⅱ音の分裂を評価することによるが，非常に区別が困難であることもある．

試してみよう 3.3　無害性肺動脈血流音

- それではインタラクティブソフトウェアで無害性肺動脈血流音を聴いてみよう．ここでのアドバイスをもとに，自分でその心雑音を聴き取れるか，また頭のなかで肺動脈弁狭窄症やASDと関連する心雑音と比較できるか確かめてみよう．それぞれのステップにおいて，次に進む前に自分が今何を聴いているのかをはっきりさせよう．

- 実際の心雑音を聴いたら，カーソルをみて，その心雑音はカーソルが収縮期にあると同時に起こり，とても小さな音（1/6の強さ）であることに注意してみよう．Ⅰ音，Ⅱ音ははっきりと分離して聴き取れるので，評価してみよう．この心雑音の診断上の主な特徴は，とても小さい音で放散しないことである．実際の心雑音を聴くときは，収縮期を最大音にしてみよう．

- こうすることで心雑音が大きくなれば，それまで聴こえなかったとしても，より明瞭になるはずである．カーソルをみてその2つの心音の時間を計ってみよう．自分でその雑音を聴こえたと思えたら，収縮期を最小音にしてみよう．こうすることで心雑音は取り除かれるはずである．

- 自分で，心雑音を大きくしたり小さくしたりして，その肺動脈血流音をしっかり聴きとれるようになろう．

まとめ

● 最強点はどこか？	➡ 肺動脈領域
● いつ心雑音が聴取できるか？	➡ 収縮期中期
● ほかに同じ心雑音をきたしうる疾患は？	➡ ASDあるいは肺動脈弁狭窄症
● 無害性肺動脈血流音で認める特徴は？	➡ 正常Ⅱ音，心雑音の放散は認めない

確認問題

以下の記述が正しければ正，間違っていれば誤と記入しなさい．すべて回答したら下の解答をみて確認しなさい．

1. もし小児がなんらかの症状を呈していたら，その心雑音は無害性ではない．
2. 聴診上の無害性肺動脈血流音とASDの鑑別はⅡ音による．
3. 無害性心雑音では心電図と胸部単純X線写真は正常である．
4. 無害性肺動脈血流音は発熱時に心雑音はより大きくなる．
5. 無害性肺動脈血流音は背部へ放散することがよくある．
6. 無害性肺動脈血流音は低位の胸骨左端に最強点を有する．
7. 無害性肺動脈血流音はしばしば駆出性クリックを伴う．
8. 無害性肺動脈血流音は収縮期に聴取する．
9. 無害性肺動脈血流音は右室拍動を伴う．
10. 無害性肺動脈血流音は成人でも生じうる．

【解答】
1. 誤．無害性心雑音は小児ではとてもよくみられるものなので，心臓系の症状を呈していなくとも，偶然に関係のない心雑音を聴取する小児もなかにはいる．
2. 正．Ⅱ音の幅広い分裂はASDを示唆する．これは聴取するのが難しいことがある．
3. 正．しかし，軽症から中等症の肺動脈弁狭窄症でも同様に正常となることがある．
4. 正．実際には，元気な場合一部の子どもにおいては認められないこともある．
5. 誤．背部へ放散する心雑音の場合，そのほとんどの場合で病的である．
6. 誤．肺動脈領域に最強点を有する．
7. 誤．駆出性クリックは肺動脈弁異常があることを示唆する．
8. 正．
9. 誤．**振戦**(thrill)や拍動がある際には，病的心雑音であることを示唆する．
10. 正．

動脈管開存症

解剖

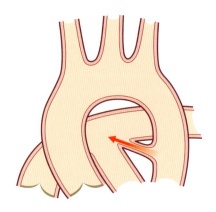

図 3.6　動脈管開存症

　動脈管は，主肺動脈と下行大動脈をつなぐ正常な胎児の構造物である．特に未熟児での出産や，何らかの原因により病的(sick)な新生児，また器質的心疾患がある場合などでは出生後も開存していることがある．また同様に家族性の動脈管開存症(Patent Ductus Arteriosus：PDA)もある(図3.6)．

病歴

　動脈管開存が重度の場合は，発達障害を伴ったり，小児期に呼吸困難や胸部症状を伴うこともある．動脈管が大きい場合には，不可逆的な肺高血圧症に至る場合もある．

身体診察

　大きなPDAでは，脈圧が増大し，脈容量も最大となる．心臓の拍動は活発になり，左室の拡大を伴うために，心尖拍動は腋窩に向かって偏位することもある．特に生後間もない児では，肝臓は腫大し，呼吸困難が目立つこともある．聴診上は全収縮期から拡張期にかけて聴取可能な連続性雑音を呈する．連続性雑音はⅡ音を越えるが，必ずしも全心周期を通して存在するわけではないことに注意しよう．開存している動脈管の心雑音は左鎖骨下領域に最強点をもつが，左前胸部から背側にかけて聴取可能なこともある．大きいPDAでは心尖部にて僧帽弁性の拡張期雑音を聴取することもある．

心音	I音：正常 II音：正常
過剰心音	なし
心雑音	収縮期：連続性雑音，II音を越えるまで続く 拡張期：連続性雑音，拡張期後期には減弱する

心電図

　動脈管が小さい場合，心電図所見は正常である．左右シャント量が多いような大きいPDAでは，**電位基準**(voltage criteria)上での左室肥大を伴う左室の容量負荷や両心室の高電位を示すこともある．仮に肺高血圧症が進行すれば，重症度が上がるにつれて，右心室のストレインを伴う右室肥大になりうる．

胸部単純X線写真

　胸部単純X線写真も，動脈管開存が小さい場合，正常である．大きなPDAでは，肺野**血流増加**(plethora)や肺動脈の拡大を伴う心拡大を呈する（主に左心室の輪郭）．肺高血圧症を合併すれば，大きな中心肺動脈の拡張と末梢の肺野血管の**先細り**(pruning)を伴う心拡大（主に右心室の輪郭）を呈する．

心エコー

　心エコー検査は，動脈管開存の存在を確認できる．肺動脈圧の評価を含め心臓カテーテルによる動脈管閉鎖術の適応を評価することもできる．PSや大動脈縮窄症などの合併病変がないかを確かめるために，心臓のすべての解剖の注意深い評価が必須である．

メモ

　大きな動脈管開存では，肝腫大や成長障害，呼吸困難などの"心不全"徴候を呈することもある（図3.7）．脈圧増大，**心尖躍動**(active precordium)や僧帽弁領域の活動性の心雑音などもまた，大きな左右シャントの徴候である．肺高血圧症を合併すれば，連続性雑音はより小さく短くなり，II音がより大きくなる．重症の肺高血圧症に至れば，右室拾起性拍動や，触知可能なII音を認めるようになり，肺動脈弁閉鎖不全症が進行することもある．めったにないことではあるが，動脈管を介してのシャントが逆方向となれば（右左シャント），手指には認めず足指には認めるような分離性チアノーゼやばち指を呈することもある．

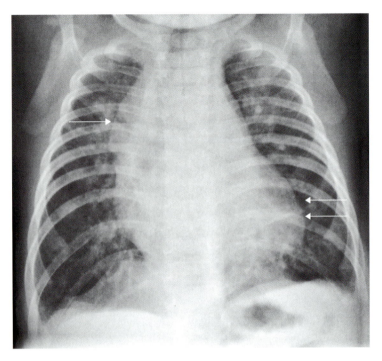

図 3.7　幼児における大きな動脈管開存

胸腺は突出してみられるが(一本矢印)，正常所見である．左右シャントのために，心拡大(左室の拡大を伴う，二本矢印)と肺野の血流増加(plethora)を伴っている．胸部は過膨張所見を呈している．

> ### この節で学んだこと
>
> - PDA の心雑音は静脈コマ音と誤認されることがある．

> ### まとめ
>
> - 最強点はどこか？　　　　➡　上部胸骨左縁，鎖骨下領域
> - いつ心雑音が聴取できるか？　➡　収縮期から拡張期にかけて
> - ほかに同じ心雑音をきたしうる疾患は？　➡　静脈コマ音は連続性であるが低調の音であり，頸部でより強く聴取され，前頸部三角を圧迫することで変動する
> - 動脈管開存で認める特徴は？　➡　肺動脈領域における高調な連続性雑音

試してみよう 3.4　動脈管開存症

- インタラクティブソフトウェアで PDA の血管音を聴いてみよう．ここでのアドバイスをもとに，自信をもってその心雑音を聴き取れるようになろう．それぞれのステップにおいて，自分が今何を聴いているのかをはっきりさせてから，次に進もう．

- まずは PDA に典型的な機械様の連続性雑音を聴き取ってみよう．その心雑音は左鎖骨下領域に最強点があり，これもその領域で録音されている．カーソルで心雑音のタイミングを計ろう．収縮期成分がよく理解できるだろう．Ⅱ音を越えて拡張期まで伸びている連続性雑音を理解するために，カーソルに集中してみよう．そのままの連続性雑音を正しく認識するために，拡張期の心雑音を最小音にしてみよう．

- Ⅰ音とⅡ音はきわめて小さく聴こえる．何サイクルか収縮期雑音を聴いたら，Ⅱ音の後にくる拡張期に集中してみよう．今は拡張期の音は聴こえないだろう．聴いている間はカーソルをみておこう．満足したら，拡張期を最大音にしてみよう．

- では，拡張期の心雑音を導入して，音量を上げておこう．収縮期雑音に耳を傾けたら，それはⅡ音を越えてどの程度伸びているかに注意してみよう．これが PDA の心雑音の拡張期の成分であり，収縮期と拡張期の成分は互いに衝突している，つまり心雑音は連続性である．この心雑音を十分に理解できるまで，注意深く聴いておこう．いまだに収縮期音と拡張期音を区別して聴き取ることが難しいときは，今度は収縮期を最小音にして聴いてみよう．

- そうすると拡張期成分のみが残ることになる．何サイクルか聴いたら，収縮期を最大音にしてみよう．

- これで収縮期音も拡張期音も最大音となる．何度も聴いて，この 2 つの成分をはっきりと区別して理解できるようにしよう．

- 最後に実際の心雑音を聴いて，もう一度カーソルで時間を計ってみよう．ここまでくれば，心雑音が収縮期および拡張期を通して聴こえることを理解できるはずである．

確認問題

以下の記述が正しければ正，間違っていれば誤と記入しなさい．すべて回答したら下の解答をみて確認しなさい．

1. PDA の心雑音は典型的には機械様雑音と表現される．
2. PDA の心雑音は左鎖骨下に最強点を有する．
3. PDA の心雑音は時間とともに短縮することがある．
4. 連続性雑音は全心周期を通じて聴取される．
5. 拡張期圧が低いことは，PDA の存在を示唆する1つの徴候である．
6. PDA は低出生体重児で生まれた児にはよくみられる．
7. ごく小さな PDA でも拡張期僧帽弁雑音をきたすこともある．
8. PDA があるからといって，心内膜炎のリスクは上昇しない．
9. 大きな PDA では心雑音は呈さないこともある．
10. PDA は複雑性先天性心疾患を伴ってみつかることもある．

【解答】

1. 正．これは PDA を介して大きな圧較差を伴う中等度のサイズの場合にのみ当てはまることである．新生児であったり，肺高血圧症を合併した際には，通常みられない．
2. 正．胸部に広く放散することもある．
3. 正．もし肺高血圧症が進行すれば，心雑音は小さく短くなる．
4. 誤．連続性雑音はⅡ音を越えて聴取されるが，全心周期に存在するわけではない．
5. 正．肺の血管床の抵抗が小さければ，拡張期にシャントをきたすようになり，拡張期血圧は低くなる．
6. 正．動脈管は臨床経過のなかで自然閉鎖するものであるが，児に症状が現れるようであれば，積極的な治療が必要になることもある．
7. 誤．僧帽弁の拡張期雑音は，大量の左右シャントや中等症から重症の PDA の存在を示唆する．
8. 誤．聴取可能な PDA は心内膜炎を最も起こしやすいもののうちの1つであり，動脈管閉鎖術の適応である．
9. 正．PDA の心雑音は動脈管を流れる乱流によるものであり，血流制限がない場合，心雑音を聴取しないこともある．特に肺動脈圧の高い新生児ではそうである．
10. 正．動脈管の開存は複雑な先天性心疾患では有益であることもあり，プロスタグランジンにより維持される．

II音の亢進

　II音が亢進する要因として，肺高血圧症などで肺動脈成分が大きくなることや，あるいは大動脈の走行異常が原因となることもある．これは大血管転位症やFallot四徴症のように，大動脈が胸骨に向かって偏位している際に生じる．心臓が単心室かのように機能する場合（両大血管左室起始症のような場合）には，大動脈は前方に位置することもある．

　亢進したII音に関連する病歴やほかの診察所見は，その亢進したII音をきたしている原因によってさまざまである．

試してみよう 3.5　II音の亢進

- それではインタラクティブソフトウェアで亢進したII音を聴いてみよう．ここでのアドバイスをもとに，亢進したII音を自分でしっかり聴き取れるか確かめてみよう．それぞれのステップにおいて，自分が今何を聴いているのかをはっきりさせてから，次に進もう．

- この心雑音は肺高血圧症の患者の肺動脈領域で記録されている．カーソルをみながらI音に注目して，カーソルが収縮期にあるときにI音が同時に起こっていることに注意してみよう．I音のタイミングに自信をもてたら，次にII音に注目してみよう．カーソルが拡張期にあるときに，II音が同時に起こっていることに注意してみよう．II音は大きく歯切れの良い音である．亢進したII音を正確に把握するために，さらにII音を最大音量にしてみよう．

- すでにII音はとても亢進している．II音のタイミングに自信がもてたら，II音を最小にしてみよう．

- II音を除いて心音図に注意してみよう．II音を消すことによって，もう一度もとに戻したときに認識しやすくなることがある．

- 最後に，録音された実際の音を聴いてみて，I音，II音のタイミングや増強したII音に自信をもてるようになろう．

> **Dr. 水野のつぶやき：Ⅱ音に注目**
>
> 　PDA も PS も ASD もそんなに日常臨床ではいないんだよ，とお感じの方，そのとおりです．成人の先天性心疾患患者が増えてきているとはいえ，みなさんのもとにいらっしゃることは少ないかもしれません（もちろん今後増えてくるでしょうが）．
>
> 　肺動脈領域で学習した重要なことは，PDA のような特殊な雑音（連続性雑音）の性状を感じとることですが，もう1つ重要なのは，"Ⅱ音"です．
>
> 　ASD での固定性分裂，そして，Ⅱ音の亢進を感じることができましたか？　分裂と亢進がわかれば，肺塞栓症などの成人の心音にも応用できます．
>
> 　本書で触れられていないところで，実際に聴いて難しいのは，呼吸性変動です．大体正常の場合は吸気で 40msec，呼気で 20msec の分裂があります．呼気で我慢してもらったりしたら結局分裂してしまうこともありますので，自然の呼吸時に呼吸開始と心拍の関係をぜひ正常者でも体験してみてください．
>
> 　Ⅱ音の分裂というのは比較的聴診上でも理解しやすいでしょうから，ぜひ日常でも体験してください．

4 胸骨左縁中部

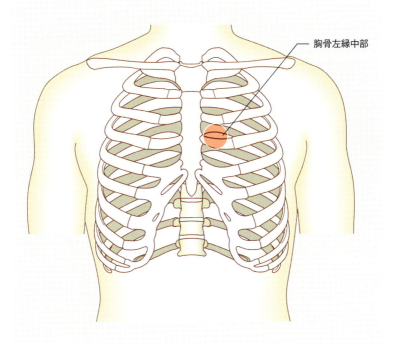

胸骨左縁中部

この領域で最もよく聴取される異常

- 大動脈弁閉鎖不全症(Aortic regurgitation)
- 肺動脈弁下狭窄症(Subvalvar pulmonary stenosis)
- 肺動脈弁閉鎖不全症(Pulmonary regurgitation)
- 右脚ブロックにおけるⅡ音(S_2)の分裂(Splitting of the second sound in right bundle branch block)

大動脈弁閉鎖不全症

解剖

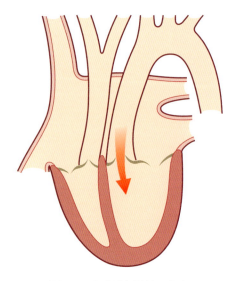

図 4.1 大動脈弁閉鎖不全症

　大動脈弁閉鎖不全症(図 4.1)は先天性大動脈二尖弁で頻度が高く，バルーンもしくは外科的弁切開術後に発生することもある．解剖学的に正常な弁においても，大動脈基部の拡張，または感染性心内膜炎やリウマチ熱による障害後には生じうる．

病歴

　大動脈二尖弁は男性・男児に多いため，大動脈弁閉鎖不全症も同様である．大動脈弁閉鎖不全症は労作時呼吸困難を引き起こす．しかし発症が緩徐であった場合，たとえ重症の大動脈弁閉鎖不全があったとしても無症状のこともある．

身体診察

　軽症の大動脈弁閉鎖不全症においては心雑音以外に異常な心臓診察所見は

ないことが多い．重症になると爪床部の毛細血管拍動，大脈，脈圧増大，左室拍動の増強，心尖拍動の偏位を認めるようになる．発症が急激であれば，重症の大動脈弁閉鎖不全症は低心拍出となり，通常の身体診察所見はないかもしれない．

心音	Ⅰ音(S_1)：正常 Ⅱ音：大動脈成分の減弱
過剰心音	なし，駆出性クリック，Ⅲ音(S_3)
心雑音	拡張早期漸減性雑音

心電図

　正常もしくは左室肥大の**電位基準**(voltage criteria)を満たすこともある．大動脈弁閉鎖不全で再分極性変化を認めることもまれではない．

胸部単純X線写真

　軽症の大動脈弁閉鎖不全症では胸部単純X線写真は正常であることが多い．心陰影は左室輪郭とともに拡大しうる．上行大動脈は目立つかもしれない．急性の重度大動脈弁閉鎖不全症においてはほとんど心拡大がない肺水腫が出現しうる．

心エコー

　心エコー検査により，閉鎖不全の原因が明らかになる（例えば大動脈基部の拡大，弁尖逸脱，心内膜炎による弁尖の穿孔など）．左室径の計測やカラードップラーを用いることで重症度評価も可能である．

メモ

　大動脈弁閉鎖不全症においては，左室一回拍出量の増大により小さな収縮期駆出性雑音が聴取されることがある．慢性の大動脈弁閉鎖不全症では，心雑音の長さと強さは，閉鎖不全症の程度に関連する．さらには逆流が増強すればするほど，心雑音は低音となる．臨床的に重要な大動脈弁閉鎖不全症においては，逆流ジェットにより引き起こされる僧帽弁の早期閉鎖により，心尖部で低音の拡張中期雑音が聴取されることがある（Austin Flint雑音）．急性の重度大動脈弁閉鎖不全症では聴診所見に乏しいこともある．

この節で学んだこと

- 大動脈弁閉鎖不全症の心雑音は拡張早期の漸減性雑音である．
- 心雑音は前傾姿勢時，呼気時に増強される．
- 心雑音の長さ，強さと同様に音の高さも逆流の重症度に関連する．
- 急性の大動脈弁閉鎖不全症では心雑音は聴取されないことがある．

 まとめ

● 最強点はどこか？	➡ 胸骨左縁中部
● いつ心雑音が聴取できるか？	➡ 拡張期
● ほかに同じ心雑音をきたしうる疾患は？	➡ 肺高血圧による肺動脈弁閉鎖不全症
● 大動脈弁閉鎖不全症の心雑音で認める特徴は？	➡ 心雑音の高さと位置，拡張期のタイミング

試してみよう 4.1　大動脈弁閉鎖不全症

- 大動脈弁閉鎖不全症の音をインタラクティブソフトウェアで聴いてみよう．ここでのアドバイスをもとに，拡張期雑音が聴こえているか確認してみよう．各ステップにおいて，次のステップに移る前に，自分が聴取している音を理解できているかを確認しよう．

- これは著明な収縮期雑音のない患者の胸骨左縁下部で聴取された音である．

- 拡張期雑音を聴いてみよう．よく風が吹き込むような（blowing）と表現される．

- カーソルを用いて拡張期の心雑音が聴こえていることを確認してみよう．あまり聴診に慣れていない人はこの心雑音が収縮期のものと感じたり，全く聴こえなかったりするかもしれない．では拡張期を小さくして拡張期成分をなくし，心雑音が聴こえていたことを確認しておこう．

- そうすると，小さなⅠ音とⅡ音亢進が聴き取れる．何度か聴いてカーソルをみてみよう．Ⅱ音の後の拡張期に，何も聴こえない時間があることを意識しよう．自信がついたら，拡張期を最大にする．

- カーソルに集中して，Ⅰ音とⅡ音に注意しよう．カーソルが拡張期にあるとき，拡張期雑音は大きく，Ⅱ音のすぐ後に続いて聴取される．この2ステップを繰り返し，大動脈弁閉鎖不全症の拡張期雑音を自信もってわかるようになるまで，拡張期を最大にしたり最小にしたりして聴いてみよう．

- 最後に実際の心雑音をもう一度聴き，カーソルで心雑音のタイミングを計ろう．きっと拡張期雑音が聴こえるようになっているだろう．

大動脈弁閉鎖不全症

確認問題

以下の記述が正しければ正，間違っていれば誤と記入しなさい．すべて回答したら下の解答をみて確認しなさい．

1. 重度大動脈弁閉鎖不全症は常に大きな心雑音を伴う．
2. 大動脈弁閉鎖不全症は正常な大動脈弁でも起こりうる．
3. 大動脈弁閉鎖不全症は大動脈弁狭窄症の治療後に起こりうる．
4. 大動脈弁閉鎖不全症は感染性心内膜炎が原因で起こりうる．
5. 大動脈弁閉鎖不全症の心雑音は収縮期に聴取される．
6. 脈圧増大は臨床的に重要な慢性大動脈弁閉鎖不全症で認められる．
7. 心尖拍動が正常な領域で確認されれば，大動脈弁閉鎖不全症はない．
8. 大動脈弁閉鎖不全症は女性に多い．
9. 大動脈弁閉鎖不全症はMarfan症候群の患者に起こりうる．
10. 慢性大動脈弁閉鎖不全症の患者は常に有症候性である．

【解答】
1. 誤．急性大動脈弁閉鎖不全症では低心拍出で心雑音がないことがある．
2. 正．Marfan症候群などで大動脈基部の拡張があると，逆流が起こりうる．
3. 正．大動脈弁閉鎖不全症は外科的もしくはバルーンによる弁切開術後に発生しうる．
4. 正．先天的に異常な大動脈弁をもつ患者ではより心内膜炎を発症しやすい．結果として生じた大動脈弁閉鎖不全症は急性に発症し，より重症となりうる．
5. 誤．大動脈弁閉鎖不全症の心雑音は拡張期に聴取される．ただし心拍出が増えることで収縮期雑音も聴取されうる．
6. 正．拡張期の逆流は拡張期圧の低下を引き起こす．急性の大動脈弁閉鎖不全症では，この順応はみられない．
7. 誤．軽症の大動脈弁閉鎖不全症では心尖拍動は正常位置に存在する．急性の重度大動脈弁閉鎖不全症（心内膜炎などに伴うような）では左室は拡張できずに心拍出量は低下する．
8. 誤．大動脈弁の先天異常は男性に多いため，大動脈弁閉鎖不全症も男性に多い．
9. 正．Marfan症候群による大動脈の拡張により，たとえ解剖学的に正常な弁であっても逆流が起こりうる．
10. 誤．軽症から中等症の大動脈弁閉鎖不全症では症状が出現するまでに何年もの期間を要することがある．

肺動脈弁下狭窄

解剖

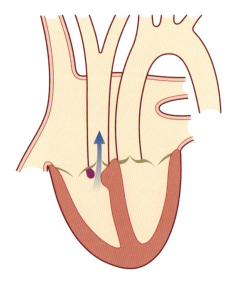

図 4.2 肺動脈弁下狭窄

肺動脈弁下狭窄(**図 4.2**)は単独で起こることは少なく,主に**心室中隔欠損症**(Ventricular Septal Defect：VSD),または Fallot 四徴症の 1 徴候として発生する.心雑音は肺動脈弁下の心筋肥大や線維化組織により生じる.

病歴

病歴は狭窄の程度とほかに心異常があるかによって大きく異なる.通常,心雑音の聴取が契機となり発見される.高度狭窄は労作時呼吸困難や胸痛を引き起こしうる.

身体診察

孤発性の軽症肺動脈弁下狭窄の場合,心雑音以外の明らかな心臓異常所見がないかもしれない.臨床的に重要な肺動脈弁下狭窄では,右室拍動と**振戦**

(thrill)が触知され，右心不全の徴候を呈することもある．もし大きなVSD（例えばFallot四徴症）や**心房中隔欠損症**（Atrial Septal Defect：ASD）がある場合はチアノーゼを呈することもある．

心音	I音：正常 II音：小さい(soft)，正常または増強
過剰心音	なし
心雑音	収縮期雑音
放散	肺動脈領域と背部

心電図

心電図は正常，または右室肥大や右室のストレインパターンを認めることがある．

胸部単純X線写真

軽症の肺動脈弁下狭窄では胸部単純X線写真は正常であることもある．重症例においては右室肥大による右室外郭による心陰影の拡大や肺血管影の減弱を認める．Fallot四徴症では右側大動脈弓や**主肺動脈が目立たない**（inconspicuous main pulmonary artery）こともある．

心エコー

心エコーにより狭窄の程度がわかり，またFallot四徴症のような，ほかの異常を評価できる．今後，狭窄が高度になる可能性があるかの評価も可能である．

メモ

重症の肺動脈弁下狭窄においてII音は減弱する．狭窄は筋性のことが多いため，狭窄の程度と音の高さは収縮期に増大する．重症例では収縮後期に完全な閉塞が起こるため，心雑音は短く，小さくなる．Fallot四徴症では大動脈は前面に位置するため，II音の大動脈成分は亢進する．大動脈基部は拡張するので，大動脈の駆出性のクリックも聴取されうる．肺動脈弁の駆出性クリックも肺動脈弁狭窄がある場合は聴取される．この心雑音はよくVSDと間違えられるが，弁下狭窄の心雑音はよく肺動脈弁領域から背部に放散する．

この節で学んだこと

- 肺動脈弁下狭窄の心雑音は VSD の心雑音に類似する．
- Fallot 四徴症では VSD ではなく，肺動脈弁下狭窄により心雑音が聴取される．

 まとめ

- 最強音はどこか？ ➡ 胸骨左縁中部
- いつ心雑音が聴取できるか？ ➡ 収縮期
- ほかに同じ心雑音をきたしうる疾患は？ ➡ VSD
- 肺動脈弁下狭窄雑音で認める特徴は？ ➡ 背部への放散と収縮期に高調になること

 試してみよう 4.2　肺動脈弁下狭窄

- ではインタラクティブソフトウェアで肺動脈弁下狭窄の心音を聴いてみよう．ここでのアドバイスをもとに，心雑音が聴こえているか確認してみよう．各ステップにおいて，次のステップに移る前に，自分が聴取している音を理解できているかを確認しよう．

- これは胸骨左縁中部で聴取された 2/6 の収縮期駆出性雑音である．カーソルをみて，この心雑音が収縮期に起こっていることを確認しよう．次にⅠ音とⅡ音を認識してみよう．Ⅰ音は非常に小さく，Ⅱ音ははっきりと聴こえる．収縮期雑音は小さく，収縮早期から収縮期の前 3/4 を占める雑音である（よってⅠ音は聴き取りづらくなるが，Ⅱ音はならない）．クリックはない．

- 実際の心雑音を聴いたら，次に収縮期を最大にして心雑音を大きくしてみよう．

- カーソルをみて，収縮期雑音と自信をもってわかるまで，心音と雑音のタイミングを計ろう．自信がついたら収縮期を小さくしてみよう．そうすると収縮期雑音はほとんど聴こえなくなるので，自分が正しい音を聴いていたのか確認できる．その次にⅡ音を聴き，はっきりと大きく分裂して聴こえることを確認しよう．自信がついたら，リセットして実際の音を聴き，とても小さなⅠ音，はっきり聴取され分裂したⅡ音，そして収縮期雑音が聴取できるか確認してみよう．

確認問題

以下の記述が正しければ正，間違っていれば誤と記入しなさい．すべて回答したら下の解答をみて確認しなさい．

1. 肺動脈弁下狭窄は単独で起こることが多い病態である．
2. 肺動脈弁下狭窄の心雑音はVSDと混同されうる．
3. 肺動脈弁下狭窄の心雑音は持続性である．
4. 肺動脈弁下狭窄をもつ患者はチアノーゼを呈しうる．
5. 肺動脈弁下狭窄は肺動脈弁狭窄とともに起こりうる．
6. Fallot四徴症では，肺動脈弁下狭窄の心雑音は典型的にはチアノーゼ発作で増強する．
7. 肺動脈弁下狭窄の心雑音は肺動脈領域で最も大きく聴取される．
8. Fallot四徴症では，肺動脈弁下狭窄の心雑音は典型的にはチアノーゼ発作で短くなる．
9. 肺動脈弁下狭窄は普通治療を必要としない．
10. 線維輪による肺動脈弁下狭窄は筋性のものより頻度が低い．

【解答】

1. 誤．肺動脈弁下狭窄はVSDに伴って，またはFallot四徴症の部分病態として認められる．
2. 正．心雑音は同領域で聴取され，特徴も類似する．肺動脈弁下狭窄の心雑音はより背部に放散する．
3. 誤．収縮期雑音であり，Ⅱ音の前に消失する．
4. 正．例えばFallot四徴症など，VSDの並存する病態では，重症の肺動脈弁下狭窄はVSDを介した右左シャントを引き起こす．
5. 正．肺動脈弁狭窄による右室肥大により肺動脈弁下狭窄が引き起こされることがある．
6. 誤．チアノーゼ発作は肺動脈弁下狭窄の増強により引き起こされるため，流速は遅くなり，心雑音は小さくなり，消失しうる．
7. 誤．心雑音は肺動脈弁よりも下部で大きくなるため，胸骨左縁中部で最もよく聴取される．
8. 正．上の問6にあるように，肺動脈弁下狭窄の増強は収縮期の流出時間を短くする．
9. 誤．肺動脈弁下狭窄は心筋肥大によるものが多く，動的に変化し，致死的なチアノーゼ発作を引き起こしうる．
10. 正．Fallot四徴症における肺動脈弁下狭窄の原因は筋性が多い．

肺動脈弁閉鎖不全症

解剖

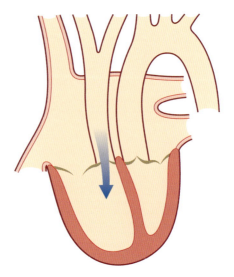

図 4.3 肺動脈弁閉鎖不全症

臨床的に重要となる孤発性の肺動脈弁閉鎖不全症（図 4.3）はまれであるが，ごく軽症（trivial）から軽症，中等症の肺動脈弁閉鎖不全症は心エコーのカラードップラー画像でよく認められる．この肺動脈弁閉鎖不全症は心雑音を起こさない．臨床的に重要となる肺動脈弁閉鎖不全症は，肺動脈弁狭窄症術後，特に Fallot 四徴症においてより多い．

病歴

前述のとおり，肺動脈弁狭窄に対する外科的もしくは，カテーテル手術歴がある可能性がある．左室不全や肺疾患による肺動脈圧の上昇は，先天的異常弁における逆流を増悪させうるが，先天性の孤発性肺動脈弁閉鎖不全症では，有症状のまま成人期になることも多い．重症肺高血圧は正常弁であったとしても，肺動脈弁閉鎖不全をきたす可能性がある．

■ 身体診察

軽症の肺動脈弁閉鎖不全症では，心雑音以外の診察所見は正常であろう．臨床的に重症な肺動脈弁閉鎖不全症では右室拍動が認められるだろう．まれではあるが，慢性の重度肺動脈弁閉鎖不全症では右心不全を引き起こし，中心静脈圧の上昇や肝腫大，浮腫を生じうる．

心音	I音：正常 II音：時に広い分裂
過剰心音	なし，または肺動脈弁駆出性クリック
心雑音	中音から低音の拡張期漸増漸減性雑音

心電図

肺高血圧のない肺動脈弁閉鎖不全症では心電図は正常であることが多い（図4.4）．右室容量負荷の所見が認められることもある．Fallot四徴症術後では完全右脚ブロックがしばしば認められる．

胸部単純X線写真

肺高血圧のない肺動脈弁閉鎖不全症では胸部単純X線写真は正常，または肺動脈幹の拡張を呈する（図4.5）．重症肺動脈弁閉鎖不全症では右室肥大による心拡大を呈する．

心エコー

肺動脈弁閉鎖不全の存在は心エコー検査でよくわかる．しかしながら右室の形により，2次元のみでの心エコーでは重症度の評価は難しいことがある．心臓MRIや3次元心エコーのほうがよい．

📋 メモ

II音は大きく分裂することが一般的である．これはしばしば右脚ブロックにより，肺動脈弁成分が遅れることによる．しかしながら，肺動脈弁完全欠損の場合にII音は単一音になりうる．また右室からの素早い駆出に引き続き，急な肺動脈圧の低下が起こった場合，II音は小さく分裂する．心雑音は吸気時に増強する．

心雑音は典型的には拡張中期に起こり持続時間は短い．しかし肺高血圧症においては，拡張期全体を通じて圧格差が大きいため，高音で，長くなり，時には拡張期全体にわたって持続する（Graham Steell雑音）．

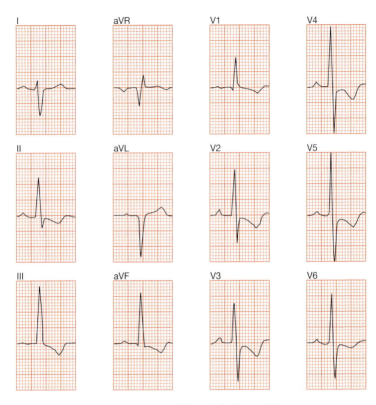

図 4.4　重度肺高血圧症患者の心電図

PR 間隔が正常上限(200msec)の洞調律である．右軸変異があり，これは右心肥大でよく認められる(QRS 軸は 120°)．V1 誘導ではほとんど純粋な R 波が存在し，V6 誘導では深い S 波が認められ，これは右心肥大の電位基準を満たす．また，右心系の誘導において下向き ST 低下であるストレイン型の ST 低下を認め，これも右心肥大を示している(この症例においては，胸部誘導全体にわたって認められているが，これは右室が大きく拡張しているためである)．

肺動脈弁閉鎖不全症　65

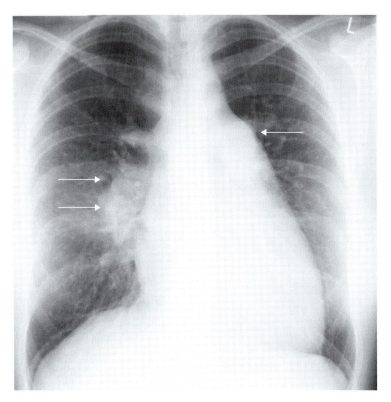

図 4.5　肺高血圧症
肥大で拡張した右室による心陰影の拡大を認める．肺動脈幹は拡張しており（一本矢印），右側でよくみえているように近位の肺動脈分枝も拡張している（二本矢印）．この近位分枝の拡張を越えると，肺動脈遠位部は急激に先細り（pruning）しており，これは肺高血圧症の特徴である．

 この節で学んだこと

- 肺高血圧症では正常肺動脈弁患者でも肺動脈弁閉鎖不全症を引き起こしうる．
- 肺動脈弁閉鎖不全症は Fallot 四徴症修正術後患者に多い．

まとめ

- 最強点はどこか？ ➡ 胸骨左縁中部
- いつ心雑音が聴取できるか？ ➡ 拡張期
- ほかに同じ心雑音をきたしうる疾患は？ ➡ 大動脈弁閉鎖不全症，肺動脈弁閉鎖不全症の心雑音は肺高血圧がなければ通常低音である
- 肺動脈弁閉鎖不全症の心雑音で認める特徴は？ ➡ 拡張期に起こること，逆流の性質

試してみよう4.3　肺動脈弁閉鎖不全症

- ではインタラクティブソフトウェアで肺動脈弁閉鎖不全症の心音を聴いてみよう．ここでのアドバイスをもとに，心雑音が聴こえているか確認してみよう．各ステップにおいて，次のステップに移る前に，自分が聴取している音を理解できているかを確認しよう．

- これは正常肺動脈圧で中等症の肺動脈弁閉鎖不全症をもつ患者の胸骨左縁中部で聴取された心音である．

- 小さな収縮期，拡張期雑音が聴取される．この2つの心雑音を別々に聴取することが重要である．収縮期雑音は聴取できるが，拡張期の心雑音は聴こえないであろう．では拡張期を最小にすることで拡張期音を取り除き，違いを聴き比べてみよう．

- すると小さなⅠ音と小さな収縮期駆出性雑音，大きなⅡ音が聴取される．何度か聴いてⅡ音の後に，拡張期雑音が取り除かれたため何も聴こえない期間（拡張期）があることを確認しよう．自信がついたら拡張期音を最大にして，Ⅰ音とⅡ音をよく聴き，Ⅱ音の後に聴こえる心雑音を認識してみよう．これが拡張期雑音であり，拡張早期に短時間のみ聴こえる．この短い拡張早期雑音が自信をもって聴こえるようになるまで，拡張期を最小／最大にすることを繰り返そう．

- もしうまく聴こえないときは，拡張期を最大にして，収縮期を最小にしてみよう．

- そうすると収縮期雑音はほぼなくなり，拡張期雑音が強調される．カーソルをみて，心雑音のタイミングを計ろう．大きな心雑音は拡張期に起きていることは明らかである．自信がついたら，実際の心雑音を聴いてみよう．きっと2つの心雑音が聴取できることだろう．

肺動脈弁閉鎖不全症

試してみよう 4.4　肺高血圧を伴った肺動脈弁閉鎖不全症

- では肺高血圧を伴った肺動脈弁閉鎖不全症の心音をインタラクティブソフトウェアで聴いてみよう．先程の正常肺動脈圧の心雑音に比べ，この心雑音はとても大きく，高音である．ここでのアドバイスをもとに，心雑音が聴こえているか確認してみよう．各ステップにおいて，次のステップに移る前に，自分が聴取している音を理解できているかを確認しよう．

- この心音も胸骨左縁中部で聴取されたものである．肺高血圧の存在下での高音の拡張期雑音は大動脈弁閉鎖不全症のものと見分けることは難しい．まずは録音された実際の音を聴いてみよう．拡張期雑音により，最初はタイミングが難しいかもしれないため，拡張期を最小にしてわかりやすくするとよい．

- カーソルに注目しよう．II音の後に続く拡張期に何も聴こえていないことを確認する．聴いて自信がついたら拡張期を最大にしてみよう．

- 拡張期雑音が次はとても大きく目立って聴こえるはずである．カーソルをみながら注意深く聴いてみよう．自信がなければ，拡張期を最大／最小にすることを繰り返して自信をつけ，もう一度最後に実際の心雑音を聴いてみよう．

確認問題

以下の記述が正しければ正，間違っていれば誤と記入しなさい．すべて回答したら下の解答をみて確認しなさい．

1. 孤発性肺動脈弁閉鎖不全症は先天異常として一般的である．
2. 肺動脈弁閉鎖不全症における主な心雑音は収縮期雑音である．
3. 肺動脈弁閉鎖不全症は肺疾患によりある程度年齢を重ねてから発生する．
4. 心エコー検査のカラードップラー法で検出される肺動脈弁逆流は常に重要なものである．
5. 軽症の肺動脈弁閉鎖不全症は通常症候性である．
6. 胸部単純 X 線写真における肺動脈の拡張は肺動脈弁閉鎖不全症の所見である．
7. 重症の肺高血圧の存在下では，肺動脈弁閉鎖不全症の心雑音は大動脈弁閉鎖不全症の心雑音と区別するのが難しい．
8. Fallot 四徴症の修復術後に肺動脈弁閉鎖不全症が起こることはまれである．

9. 重症の肺動脈弁閉鎖不全症で頸静脈圧は上昇することが多い．
10. 肺動脈弁閉鎖不全症においてⅡ音は単一となる．

【解答】
1. 誤．肺動脈弁閉鎖不全症は Fallot 四徴症，または肺動脈弁狭窄の外科手術後により高頻度に認められる．
2. 誤．大動脈弁閉鎖不全症のように主な心雑音は拡張期に起こる．しかし右室拍出の増加や併存する肺動脈弁狭窄症によって収縮期雑音も同時に起こりうる．
3. 正．肺疾患により肺動脈圧が上昇すれば，それまでに正常弁であったとしても肺動脈弁閉鎖不全が生じたり，肺動脈拡張が併存しうる．
4. 誤．ある研究では 6 歳から 11 歳の子どもの 42％に，カラードップラー法でごく軽症(trivial)から中等症の肺動脈弁閉鎖不全症を認めたとの報告がある．
5. 誤．軽症の肺動脈弁閉鎖不全症は十分に耐用可能であり，症状が出ることはない．
6. 正．中枢肺動脈の拡張は胸部単純 X 線写真における唯一の異常所見のこともある．
7. 正．心雑音の音の高さは主肺動脈の拡張期圧によって決まる．肺高血圧を伴う肺動脈弁閉鎖不全症の心雑音の高さは大動脈弁閉鎖不全症の心雑音の高さと同じになりうる．
8. 誤．Fallot 四徴症は異常肺動脈弁を伴うため，その修復術後にしばしば肺動脈弁閉鎖不全が発生する．
9. 正．慢性の重症肺動脈弁閉鎖不全症は右心不全を引き起こし，頸静脈圧を上昇させる．
10. 正．肺動脈弁閉鎖不全症は肺動脈弁高度異形成，または肺動脈弁欠損に起こることがあり，その場合はⅡ音は単一となる．

試してみよう 4.5　右脚ブロック

- 右脚ブロックではⅡ音の分裂幅が拡大する．ASDを伴わずに起こりうるが，常に除外が必要である．
- では右脚ブロックの心音をインタラクティブソフトウェアで聴いてみよう．ここでのアドバイスをもとに，強調されたⅡ音の分裂が聴こえているか確認してみよう．各ステップにおいて，次のステップに移る前に，自分が聴取している音を理解できているかを確認しよう．
- まずは録音された実際の音を聴いてみよう．とても小さな収縮期雑音と大きく分裂したⅡ音が聴取される．Ⅱ音の分裂はたとえ広く分裂していてもわずかな所見でしかない．分裂したⅡ音が拡張期の前に起こっていることを，カーソルをみて確認しよう．Ⅱ音に集中するために収縮期は最小にする．
- 収縮期雑音を取り除いたら，Ⅱ音の分裂を認識してみよう．難しければⅡ音の分裂を最大にする．
- Ⅱ音を集中して注意深く聴いてみよう．収縮期を小さくして分裂を大きくすればより簡単に理解することができる．分裂が聴こえたと感じたら，Ⅱ音の分裂を最小にする．
- Ⅱ音はまだ分裂しているが以前ほどではない．Ⅱ音の分裂を最大／最小にすることを繰り返して，自信をつけてほしい．
- 最後にもう一度，録音された実際の音を聴いて，Ⅱ音の分裂が認識できるかを確認してみよう．

Dr. 水野のつぶやき：拡張期雑音

拡張期雑音は，頻度から言っても，まず大動脈弁閉鎖不全が理解できないといけません．

弁がある第2肋間の高さより，やや下方でより聴取されます．しかし，いかんせん聴こえにくいです．基本"はぁ～"という吐息に近いと思っていただいてよいでしょう．しかし慣れれば，必ず理解できます．

臨床的には，
　　収縮期雑音＞Ⅰ音・Ⅱ音＞拡張期雑音＞Ⅲ音
の順に聴こえやすいかと思います．意外に聴き漏らしているので注意しましょう．

肺動脈弁閉鎖不全の聴こえ方は大動脈弁閉鎖不全とほとんど同じです．Fallot四徴症などの先天性心疾患と肺高血圧を伴う場合以外はありませんので，病歴聴取で推定できるでしょう．

僧帽弁狭窄症の雑音はリウマチ疾患の現象により，遭遇する頻度は少なくなりましたが，あとの心尖部の章でぜひ大動脈弁閉鎖不全との音の高さを比較してみてください．かなり低いことがわかります．

これらの音の性状の違いについても思いを馳せながら聴いてみてください．

5 胸骨左縁下方

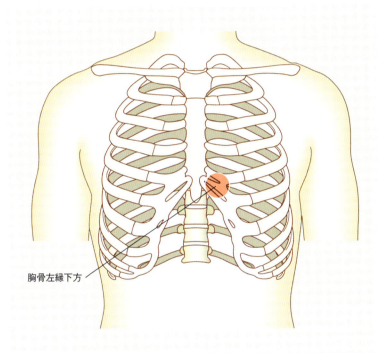

胸骨左縁下方

この領域で最もよく聴取される心雑音

- 無害性振動音(Innocent vibratory murmur)
- 心室中隔欠損(Ventricular septal defect)
- 大動脈弁下部狭窄(Subaortic stenosis)
- 三尖弁閉鎖不全(Tricuspid regurgitation)

無害性振動音（Still 雑音）
解剖

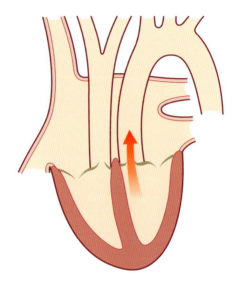

図 5.1　無害性振動音

　最も一般的な無害性心雑音（機能性雑音）は 3 歳から思春期までにおいて最も頻度が高く，定義上，心臓の解剖は正常である．心雑音の起源は不明であるが，左室流出路から生じているかもしれない．

病歴
　心臓は正常なので，心臓による症状はきたさない．このようにいわれているが，この無害性振動音（図 5.1）が一般的であるという事実は，心臓起因ではない胸痛や息切れのある子どもにおいては，心雑音も同時に存在するかもしれないということである．

身体診察
　心雑音以外は特に異常所見はない．

心音	正常
過剰心音	正常
心雑音	収縮期早期振動性雑音

心電図
正常．

胸部単純X線写真
正常．

心エコー
正常の解剖が確認される．

📋 メモ

無害性振動音はゴムバンドをはじく音に例えられる非常に特徴的な音である．Levine 3/6 ぐらいまで心雑音は大きいかもしれないが，決して**振戦**（thrill）を触れることはない．収縮早期に始まり，Ⅱ音（S_2）の前に**空隙**（gap）があるだろう．通常この心雑音は臥床した際に最もよく聴取でき，座位になると聴こえなくなる．患者が発熱している場合や不安を感じている場合はこの音はより顕著になる．

> **この節で学んだこと**
> - 無害性心雑音は小児期で特に頻度が高い．
> - 古典的な振動音は非常に特徴的である．しかし，弱い振動音は軽症の大動脈弁下狭窄と区別することが非常に困難であるかもしれない．

試してみよう 5.1　振動性収縮期雑音（Still 雑音）

- 無害性振動音をインタラクティブソフトウェアで聴いてみよう．確実にこの心雑音が聴こえるようになるためにこれらの説明を参考にしてほしい．それぞれのステップで確実に聴こえるようになったら次のステップに進もう．

- これは胸骨下方左縁で記録された．この心雑音は収縮早期に聴取でき，とても小さい（soft）音である．この心雑音はカーソルが収縮期にあると同時に起こる．明確に区別できるⅠ音（S_1）とⅡ音を認識しよう．この心雑音の主たる特徴はその性状である．この心雑音を容易に聴取できるようにするため収縮期を最大にしよう．

- もし最初にこの心雑音が聴こえていなければ，今はより聴こえやすくなるはずである．今Ⅰ音もⅡ音より小さい．カーソルをみて2つの心音のタイミングを計ろう．この心雑音を聴くのに自信がつけば，収縮期を最小化してみよう．この心雑音を認識するのに自信がつくまでこの2つのステップを繰り返してほしい．最後に実際の心雑音を聴いてみよう．

まとめ

- 最強点はどこか？　　　　　　　➡　胸骨下方左縁
- いつ心雑音が聴取できるか？　　➡　収縮期
- ほかに同じ心雑音をきたしうる疾患は？　➡　VSDや大動脈弁下部狭窄
- Still雑音で認める特徴は？　　　➡　心雑音の場所，振戦がないこと，心雑音の性状

確認問題

以下の記述が正しければ正，間違っていれば誤と記入しなさい．すべて回答したら下の解答をみて確認しなさい．

1. 無害性振動音は小児期ではまれである．
2. 無害性心雑音は小児が熱をきたした場合，しばしば大きな音となる．
3. 無害性心雑音の起源は心エコーで明確にわかる．
4. 小児が呼吸困難をきたした場合，この心雑音は無害性心雑音ではない．
5. 無害性心雑音は振戦を伴わない．
6. 無害性振動音は拡張期成分をもつ．
7. 無害性振動音は背部で最もよく聴こえる．
8. 肺動脈弁下狭窄は無害性振動音の鑑別診断である．
9. 無害性振動音は背部に放散する．
10. 無害性振動音は時期によって消える傾向がある．

【解答】
1. 誤．無害性振動音の最も頻度が多いのは3歳から思春期までである．
2. 正．それらは体位でも変化し，不安によっても変化する．
3. 誤．無害性振動音の起源はいくつか理論があるが，どれも証明されていない．
4. 誤．心原性でありうる症状の存在は心疾患を除外するための注意深い精査を必要とさせるが，無害性心雑音の存在は非心原性の呼吸困難も共存することがある．
5. 正．無害性振動音が3/6の強さであったとしても振戦の存在は病的な心雑音を示唆する．
6. 誤．無害性振動音は収縮早期に生じる．
7. 誤．胸骨下方左縁で最もよく聴取できる．
8. 誤．大動脈弁下狭窄は胸骨下方左縁で聴取でき，性状としては振動して聴こえることがある．
9. 誤．無害性振動音は胸骨下方左縁で最もよく聴取できるが，前胸部でかなり広く聴取放散する．しかし背部に放散することはない．
10. 正．思春期以降はまれになる．

心室中隔欠損

解剖

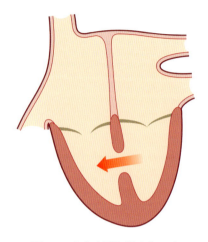

図 5.2 心室中隔欠損症（VSD）

　心室中隔欠損症（Ventricular Septal Defect：VSD）は 2 つの心室の間の中隔に穴がある疾患である（図 5.2）．VSD は針穴の大きさから中隔全体の欠損に至るまで大きさは異なり，身体所見もさまざまである．欠損の部位は**膜様部**（perimembranous，大動脈弁と三尖弁に近接した膜性中隔周辺）や筋性部（そのほか）などである．膜様部欠損は筋性部中隔まで及ぶことがあり，臨床的には部位は区別することができないが，大動脈弁下部欠損は時折認識できる（後述，図 5.3）．VSD は単一あるいは複数存在しうる．複数といった場合は筋性部であるか，膜性部欠損と 1 つ以上の筋性部欠損の併存である．VSD はより複雑な先天性心疾患の一部として発症することもあり，そのような場合左室と右室の圧が同じであるために心雑音を生じないこともある．したがって VSD 単独に伴う心雑音を取り扱う．

病歴

　VSD の臨床経過は全体のサイズや関連するシャント，そして肺血管抵抗によって異なる．小さな欠損は生後すぐのルーチン診察で心雑音が聴取されるために診断される．筋性部中隔の小さな欠損は自然閉鎖する傾向にあるた

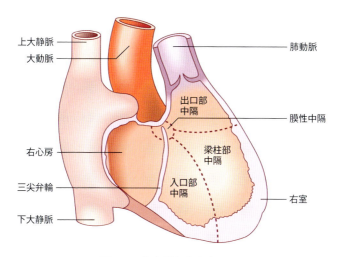

図 5.3　右室側からみた VSD

(Clinical Recognition of Congenital Heart Disease, 5th edition, by Joseph K Perloff, 2003, Saunders より改変して引用）

め，その場合心雑音は消失する．中等度から高度の欠損は肺血管抵抗の正常な低下が遅れるため，生後すぐに心雑音が生じないかもしれない．そのような場合，生後数か月で"心不全"として現れるようになる．呼吸困難や多汗，幼児期に体重増加不良などの症状が出現する．これらの症状は外科的あるいは内科的治療を必要とする．時間が経つと，欠損のサイズが縮小する，あるいは肺血管抵抗が大きくなることで，全体としての左右シャントが少なくなる．未治療の場合，肺血管抵抗の持続的な増加は**体循環を越えた**（suprasystemic）肺血管抵抗となり，結果としてシャント逆転とチアノーゼをきたす（Eisenmenger 症候群）．

身体診察

　VSD はさまざまな症候群（例：トリソミー 21, トリソミー 13, Holt Oram 症候群，胎児性アルコール症候群）と関連するために，全身の診察は常に奇形・身体異常の評価も含めるべきである．小さな VSD において，心雑音以外の異常な心臓の身体所見はないかもしれないが，振戦を触れることはまれではない．第 1, 2 肋間が一番よく触知される大動脈弁下部欠損でないかぎり，第 3, 4 肋間の胸骨左縁で最もよく触知される．中等度の欠損の場合，

偏位した顕著な左室拍動（心尖拍動）を含む左室の容量負荷のサインや僧帽弁の拡張期雑音を聴取することができる．大きな欠損の場合，生後早期に心不全をきたし，幼児は体重増加不良や安静時息切れのために脆弱となるときもある．成長すると慢性の呼吸困難のために Harrison 溝（Harrison's sulci）を呈し，頸静脈圧が増加する．もし肺高血圧が存在すると，患者はチアノーゼや，ばち指を伴い，VSD の所見が肺高血圧の所見に置き換わることもある．

軽度心室中隔欠損

心音	Ⅰ音：正常 Ⅱ音：正常
過剰心音	なし
心雑音	汎収縮期雑音あるいは小さければ収縮早期雑音

中等度心室中隔欠損

心音	Ⅰ音：正常 Ⅱ音：正常かやや亢進
過剰心音	なしかⅢ音（S₃）
心雑音	収縮期：汎収縮期雑音 拡張期：僧帽弁雑音

Eisenmenger 症候群を伴う心室中隔欠損

心音	Ⅰ音：正常 Ⅱ音：大きく単発
過剰心音	なし，あるいはⅢ音
心雑音	収縮期：VSD 雑音はシャントが逆転すれば消失 拡張期：肺動脈逆流雑音

心電図

　心電図は小さな欠損であれば正常であるが，中等度や高度の欠損では左室もしくは両心肥大の**電位基準**（voltage criteria）を満たす．幅の広いノッチのある P 波は高度欠損の場合認める．肺高血圧が発症すれば，右室負荷が優位となる．これらの所見は欠損の部位によらず，単にシャントサイズや右室

圧を反映するだけである．膜様部欠損に伴う中隔瘤があれば，伝導障害やリズム障害をきたす．

胸部単純 X 線写真

小さな欠損であれば正常である．中等度になると肺動脈血流過多になり左房や左室の拡張を伴う．肺動脈が突出する．肺高血圧が発症すれば肺血管の末梢の先細りが右室の拡大とともに顕著となる．

心エコー

心エコーは心室中隔の欠損の部位を確認できる．サイズ，全体のシャントや肺動脈圧の評価が可能で，治療の必要性がわかる（図 5.4）．左室や右室への閉塞などのほかの異常の存在も評価される．

メモ

VSD が小さくなるにつれ，収縮期末期の前に欠損は閉じるために心雑音は短くなる．また心雑音は胸壁近くに限局する．大きな左右シャントを伴う中等度の VSD では肺動脈血流の要素のために収縮中期の心雑音が強くなり，

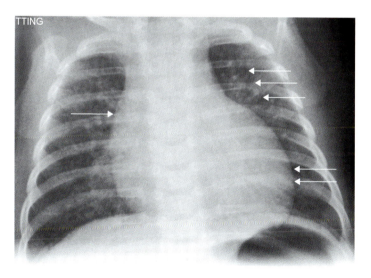

図 5.4　VSD を有する小児

突出した胸腺の陰影がある（矢印）．心臓は拡大しており，左縁は丸く，左室が拡張していることを示唆している（二本矢印）．肺動脈の陰影は著明であり左右シャント（三本矢印）の存在を示している．

同様に僧帽弁拡張期雑音も認めうる．膜様部中隔欠損は大動脈弁閉鎖不全症をきたしうる．大動脈弁下部狭窄は小さな VSD と似たような心雑音を呈するが，大動脈領域に放散する．同様に肺動脈弁下部狭窄は VSD と混同することがあるが，心雑音は肺動脈領域に放散し背部にも放散する．三尖弁閉鎖不全も小さな VSD と同様の心雑音を呈する．

> **この節で学んだこと**
> - 大動脈弁下部狭窄は VSD に見せかけることがある．
> - 膜様部 VSD は大動脈弁閉鎖不全症と関連する．
> - 小さな VSD は大きな心雑音を呈する．
> - 大きな VSD は小さな心雑音を呈する．

> **まとめ**
> - 最強点はどこか？ ➡ 胸骨下方左縁
> - いつ心雑音が聴取できるか？ ➡ 収縮期
> - ほかに同じ心雑音をきたしうる疾患は？ ➡ 肺動脈弁下狭窄や大動脈弁狭窄，Still 雑音
> - VSD で認める特徴は？ ➡ 心雑音の性状

試してみよう 5.2　大きな筋性部の VSD

- 大きな VSD をインタラクティブソフトウェアで聴いてみよう．この心雑音が聴こえるようになるためにこれらの説明を参考にしてほしい．それぞれのステップで確実に聴こえるようになったら次のステップに進もう．

- 大きな筋性部 VSD は吹き出すような (blowing) 収縮期雑音と表現され，この音は 3/6 の強さで収縮期の 3/4 を占める．カーソルをみて，収縮期にあるときに心雑音があることを確認しよう．とても明確に聴き取れるⅡ音をまず認識しよう（つまり，心雑音がⅡ音を越えない，したがって心雑音は汎収縮期ではない）．ここで心雑音を聴いていることを確認するため心音を操作する．まず収縮期を最小にする．これにより収縮期心音がかなり減弱化されるが，完全には消すことはできない．この操作により心音に集中することができる．Ⅰ音はⅡ音よりもわずかに小さい音である．カーソルをみて 2 つの心音のタイミングを計ってみよう．Ⅰ音とⅡ音が認識できたら，Ⅱ音を最大にしてみよう．これで 2 つの音が明確にわかるようになるだろう．

- 次にⅡ音を小さくして収縮期を最大にする．収縮期雑音を聴き，今はⅡ音が聴こえなくなる．Ⅱ音は聴こえないので，心雑音が汎収縮期のように聴こえる (VSD の心雑音はよく教科書では汎収縮期雑音と書かれているが，必ずしもそうではない)．

- 最後に実際の心雑音を聴いて再度この心雑音がⅡ音を越えないことを確認する．Ⅱ音は明瞭に聴取できる．そして必ずしもすべての VSD が汎収縮期にはなるわけではない！ということを覚えておこう．

試してみよう 5.3　小さな筋性部の VSD

- 小さな VSD をインタラクティブソフトウェアで聴いてみよう．この心雑音が聴こえるようになるためにこれらの説明を参考にしてほしい．それぞれのステップで確実に聴こえるようになったら次のステップに進もう．

- これは吹き出すような収縮期雑音で，Levine 2/6 の強さで収縮期の 3/4 を占める．カーソルをみて，収縮期にあるときに心雑音があることを確認しよう．前の例でもあったように明瞭に聴取できるⅡ音をまず認識してみよう．そして心雑音を認識するために心音を調整する．まず収縮期雑音を聴こえなくするように収縮期を最小にしてみよう．心音に集中できるようになる．Ⅰ音はⅡ音よりもわずかに小さい音である．カーソルをみて2つの音のタイミングを計ろう．

- Ⅰ音とⅡ音を認識できたと感じたら，Ⅱ音を最大に，その後にⅡ音を最小にし収縮期を最大にすることで確認しよう．

- 前の例のように，VSD の古典的な記述である汎収縮期雑音が聴こえる．実際の心雑音に戻すと，Ⅱ音が聴こえるようになりこの心雑音が汎収縮期ではないことがわかる．

試してみよう 5.4　膜様部 VSD

- 膜様部 VSD をインタラクティブソフトウェアで聴いてみよう．この心雑音が聴こえるようになるためにこれらの説明を参考にしてほしい．それぞれのステップで確実に聴こえるようになったら次のステップに進もう．

- 膜様部 VSD は吹き出すような収縮期雑音で，Levine 3/6 の強さで収縮期の 3/4 を占める．カーソルをみて，心雑音は収縮期にあることを確認しよう．この例では，前の2つの例でもあったようにⅡ音は明瞭に聴取でき，心雑音は汎収縮期ではない．ここで心雑音を認識するために心音を調整しよう．まず収縮期を最小にする．収縮期を聴こえなくすることで心音に集中できるようになる．Ⅰ音はⅡ音よりもわずかに小さい音である．カーソルをみて2つの音のタイミングを計ってみよう．2つの心音を正確に認識できたと感じたら，Ⅱ音を最大にして確認しよう．その後に前の2つの例と同様にⅡ音を最小にして，収縮期を最大にして汎収縮期雑音に似せるようにしてみよう．

- 汎収縮期雑音がどのように聴こえるかを認識できたら，実際の心雑音を聴取し，この心雑音が明瞭に聴取できるⅡ音を越えないことを確かめよう．

確認問題

以下の記述が正しければ正，間違っていれば誤と記入しなさい．すべて回答したら下の解答をみて確認しなさい．

1. 典型的なVSDは収縮期雑音である．
2. 大きなVSDは拡張期雑音も伴う．
3. すべてのVSDは同じように聴こえる．
4. VSDが大きければ大きいほど，心雑音は大きくなる．
5. 筋性部VSDは必ず外科的閉鎖術を必要とする．
6. 筋性部VSDは小さい音できわめて限局している．
7. 閉鎖が必要なすべてのVSDは典型的な収縮期雑音を呈する．
8. VSDの心雑音は年長の子どもより幼児のほうが典型的である．
9. Fallot四徴症の心雑音はVSDによるものである．
10. VSDの心雑音は心尖部で典型的には聴取される．

【解答】

1. 正．典型的なVSDは必ずしも汎収縮期ではないが長い収縮期雑音である．
2. 正．大きなVSDは僧帽弁通過血流による心雑音を伴う．
3. 誤．筋性部のVSDは収縮期後半で閉鎖するために心雑音の最後にピッチが上がる．これは膜性周囲部のVSDでは起こらない．
4. 誤．とても大きなVSDは心雑音とは関係しない．肺高血圧が存在すると心雑音は小さくて消失することもある．
5. 誤．一般的にVSDは時間とともに小さくなり，一部は自然に完全閉鎖する．
6. 正．小さな筋性部のVSDはきわめて限局した，とても小さい心雑音を伴うことがあり，中隔におけるVSD部位に関連している．
7. 誤．特に新生児においては大きなVSDは肺血管抵抗の低下が遅れ，収縮期雑音がほとんどないか聴こえない場合がある．
8. 正．筋性部のVSDは自然閉鎖しやすいからである．
9. 誤．VSDは非拘束的(unrestrictive)で，心室内の圧は同等であるために，Fallot四徴症ではVSDの心雑音は聴取できない．心雑音は肺動脈弁下狭窄と肺動脈狭窄によるものである．
10. 誤．心尖部で聴取される収縮期雑音は僧帽弁閉鎖不全症である．

大動脈弁下部狭窄

解剖

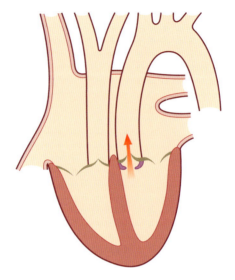

図 5.5　大動脈弁下部狭窄

　長い線維筋性トンネル様狭窄も珍しくないが，大動脈弁下部狭窄（図 5.5）の多くは線維性の半月板様の膜によって生じる．それは単独で存在したり，ほかの先天性心疾患，特に大動脈弁や僧帽弁などの異常や VSD と併発したりする．大動脈弁下部の閉塞は**閉塞性肥大型心筋症**（Hypertrophic Obstructive Cardiomyopathy：HOCM）において，筋性部の肥厚が原因で動的に起こることもある．

病歴

　線維筋膜による大動脈弁下部狭窄は乳児期にはまれであり，小児期や青年期で最もよくみられる．高齢になると HOCM の存在で筋性部に起こることが多い．労作時の倦怠感や失神は懸念すべき症状であるが，患者は重度の閉塞にもかかわらず通常無症状である．狭心症は臨床上重要な閉塞があれば，まれではない．

身体診察

軽症の閉塞では，心雑音を除き身体診察では正常である．臨床上重要な大動脈弁下部閉塞があれば動脈の脈容量は小さい．胸骨上部の凹みや頸動脈周囲に振戦を伴うことがあり，胸骨左縁中部に及ぶ（VSD と間違われる）．重度の閉塞がある場合，左室の抬起性拍動がありうる．大動脈弁閉鎖不全症は大動脈弁下部閉塞症に伴い出現することがあり，心雑音が聴取できることもある．

心音	I音：正常 II音：正常か弱い
過剰心音	通常なし．IV音（S_4）が聴こえることもある
心雑音	大動脈領域に放散する長い収縮期雑音

心電図

心電図は軽症の閉塞では正常である．左室電位（force）は臨床上重要な閉塞では上昇し，再分極変化が起こる．HOCM が原因である場合は，心電図の変化は顕著となる．

胸部単純 X 線写真

重度の閉塞の場合でも正常である．上行大動脈は大動脈弁狭窄症と比較して拡張しない（図 5.6）．

心エコー

閉塞の特徴に関しては重症度とともに左室流出路の勾配や大動脈弁閉鎖不全症の存在によって定義される．

メモ

II音を構成する大動脈弁成分は閉塞の程度が大きくなるにつれ小さくなる．心雑音は大動脈弁狭窄症のものとは異なる性質をもっており，振戦や心雑音の最強点は胸骨下方左縁でありクリック音は聴取できない．したがって，心雑音は大動脈弁狭窄症よりも VSD のものとよく間違えられる．

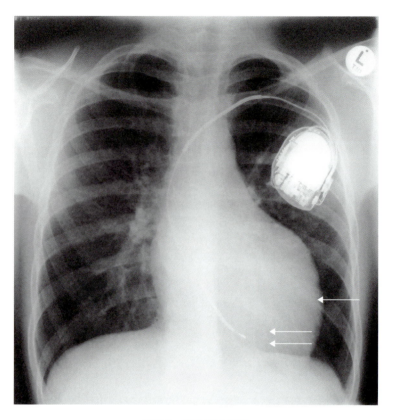

図 5.6 肥大型心筋症
突出した左心縁は重度の左室肥大(一本矢印)を示している．この患者は以前に院外心停止の既往があり，埋め込み型除細動器を有している．リードは無名静脈を通って右室の先端に位置している(二本矢印)．

> この節で学んだこと
>
> - 大動脈弁閉鎖不全症はこの症例の 50％に存在する．
> - 大動脈弁下部閉塞症は進行性である．
> - 大動脈弁下部閉塞症は VSD と混同することがある．

試してみよう 5.5 　大動脈弁下部狭窄症

- 大動脈弁下部狭窄症の心音をインタラクティブソフトウェアで聴いてみよう．この心雑音が聴こえるようになるためにこれらの説明を参考にしてほしい．それぞれのステップで確実に聴こえるようになったら次のステップに進もう．
- この心雑音は胸骨下方左縁で記録されたものである．これは吹き出すような心雑音で，明瞭に聴取できるⅡ音を越えない．実際の心雑音を聴いてⅠ音とⅡ音を同定できたらⅡ音を最小にしよう．これでⅡ音を確実に認識していたことを確認できる．また汎収縮期雑音に似せることもできる．VSDの心雑音と似ていることを確認しよう．
- これが理解できたらⅡ音を最大にして，心雑音の終わりに聴こえるように聴いてみよう．
- 次に収縮期を最小にし心雑音をほとんど聴こえなくしてみよう．すると心音が明瞭に聴こえるようになる．最後に実際の心雑音を再び聴いてみよう．

まとめ

- 最強点はどこか？ ➡ 胸骨下方左縁
- いつ心雑音が聴取できるか？ ➡ 収縮期
- ほかに同じ心雑音をきたしうる疾患は？ ➡ 無害性心雑音，VSD，三尖弁閉鎖不全症
- 大動脈弁下部狭窄で認める特徴は？ ➡ 大動脈領域への放散

確認問題

以下の記述が正しければ正，間違っていれば誤と記入しなさい．すべて回答したら下の解答をみて確認しなさい．

1. 大動脈弁下部狭窄症の心雑音は VSD とよく間違われる．
2. 大動脈弁下部狭窄症に関連する拡張期雑音もありうる．
3. 大動脈弁下部狭窄症の心雑音は胸骨上部左縁で最も強く聴取できる．
4. 大動脈弁下部狭窄症の心雑音は時間が経つにつれ大きくなることもある．
5. 大動脈弁下膜性狭窄の外科的除去後の胸骨下部左縁の収縮期雑音は安全に無視できる．
6. 大動脈弁下膜性狭窄がある患者における拡張期雑音の出現は細菌性心内膜炎によるものかもしれない．
7. 大動脈弁下部閉塞症は狭心症を起こしうる．
8. 孤発性大動脈弁下部狭窄症では脈容量は典型的に大きい．
9. 大動脈弁下部狭窄症は HOCM で起こりうる．
10. 大動脈弁下部狭窄症は複雑先天性心疾患で起きうる．

【解答】

1. 正．心雑音は胸骨下部左縁で最も強く聴取し，VSD と同様の音質である．
2. 正．大動脈弁下部狭窄症の 50％に大動脈弁閉鎖不全症を合併する．
3. 誤．大動脈弁狭窄症の心雑音は胸骨上部左縁で最もよく聴取できる．大動脈弁下部狭窄症の心雑音は胸骨下部で最もよく聴取できる．
4. 正．大動脈弁下部狭窄症は進行性であり，重度の閉塞が心拍出量を減らすまでは心雑音は大きくなる．
5. 誤．大動脈弁下部膜は再発する可能性があるため，継続的な follow-up は必要である．再発する心雑音を精査すべきである．
6. 正．大動脈弁閉鎖不全症は感染性心内膜炎の存在がなくても発症し進行するが，大動脈弁下部閉塞症は細菌性感染性心内膜炎になりやすい．したがって新規発症の心雑音はこの可能性を高める．
7. 正．左室肥大と閉塞による冠動脈への心拍出量が制限されることによる．
8. 誤．典型的には孤発性の閉塞では脈容量は小さい．
9. 正．僧帽弁閉鎖不全症も存在する．
10. 正．大動脈縮窄症や僧帽弁狭窄症，両大血管右室起始症，複雑な単心室循環と関連がある．

三尖弁閉鎖不全症

解剖

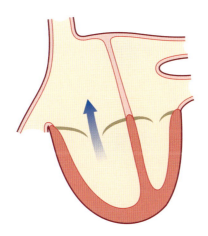

図 5.7　三尖弁閉鎖不全症

　単独の三尖弁閉鎖不全症(図 5.7)は三尖弁の Ebstein 奇形で最もよく認められる．Ebstein 奇形は中隔尖が正常より下方に心室中に付着している．三尖弁閉鎖不全症の程度は軽症から激しいものまである．三尖弁閉鎖不全は先天的な弁形成異常や中隔小葉が VSD の欠損部位の縁に接着し自然閉鎖した場合などにも起こりうる．三尖弁閉鎖不全は**心房中隔欠損症**(Atrial Septal Defect：ASD)や Fallot 四徴症の手術後の右室拡大の結果として，解剖学的に正常な弁が引っ張られることでも起こることもある．

病歴

　重症の三尖弁閉鎖不全症は胎児水腫や胎児死亡にすら至ることもある．患者は新生児期にチアノーゼ，呼吸困難，低心拍出を呈するかもしれない．重症度が低い場合には，心雑音，時間とともに深くなるようなチアノーゼ，心房性不整脈による動悸や失神により診断ができるかもしれない．心房間交通による右左シャントの存在は奇異性塞栓のリスクにつながる．しかしながら，患者は成人まで無症状で元気であることもある．

身体診察

　中心性チアノーゼが生じる．Ebstein 奇形の大部分の患者で存在する心房交通症と関係があるといわれている．チアノーゼは通常出生後に多く，肺血管抵抗が低下すると改善する．右室充満圧が増加する晩年に再度起こることもある．顔面の紅潮を起こす人もいる．頸静脈波形は右室不全が起こるまでは正常である．これは柔らかい右房および心房化右室による．Ebstein 奇形においては，右室抬起性拍動はないが，ほかの原因による三尖弁閉鎖不全の場合には通常認める．同様に，Ebstein 奇形においては拍動する肝臓はまれであるが，ほかの原因による重症三尖弁閉鎖不全ではより一般的に認められる．

心音	Ⅰ音：正常か亢進，Ebstein 奇形の場合は幅広く分裂することもある．僧帽弁の要素が消失するために単独である Ⅱ音：正常，単独，もしくは幅広く分裂する
過剰心音	なし．Ⅲ音とⅣ音が聴こえることもある
心雑音	収縮早期雑音／汎収縮期雑音

心電図

　PR 間隔は短い，正常，あるいは延長している場合もある．早期興奮が Ebstein 奇形の 25％に存在し，P 波は通常高い．QRS は通常延長しており，右脚ブロックパターンを示す（図 5.8）．

胸部単純 X 線写真

　心臓の輪郭は正常か拡大しており，時に著しく拡大している場合もある．肺血管陰影は通常正常かやや減少している．肺動脈幹は Ebstein 奇形では目立たないが，ASD の結果や，肺動脈閉鎖不全症が併存している三尖弁閉鎖不全症においては拡大する（図 5.9）．

心エコー

　三尖弁の解剖，また逆流のメカニズムがわかる．肺動脈弁閉鎖不全症（第 4 章）と同様で，逆流の重症度は心臓 MRI や 3 次元心エコーを使用するとよりよく評価できる．

メモ

　心雑音は収縮前期から汎収縮期まで長さが異なる．Ebstein 奇形では，Ⅰ音の小さい（soft）僧帽成分のためあまり認識されないが，大きな前尖の閉鎖

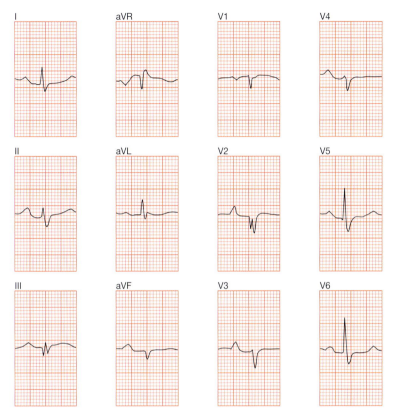

図 5.8　重度三尖弁逆流症を伴う Ebstein 奇形

最大の特徴は右房の肥大である．これは P 波の延長（120msec），心電図の Ⅱ，V2，V3 で特に認められる P 波の増高が特徴的である．古典的には右房肥大を評価するのに最も良いのは Ⅱ誘導である．

が遅れるために Ⅰ 音は幅広く分裂する．肺動脈幹の圧が低いことにより，Ⅱ 音の肺動脈成分は小さく（soft）なり，同様に単一に聴こえる．Ebstein 奇形での心電図での早期興奮の存在は Ⅱ 音の**奇異性分裂**（paradoxical splitting）を引き起こす．三尖弁閉鎖不全症の心雑音は，右室の機能が正常であれば呼吸性変動がある．しかしながら，Ebstein 奇形の患者では機能低下した小さい右室では，吸気時に増加する静脈還流に順応できないので，心雑音は変化しない．

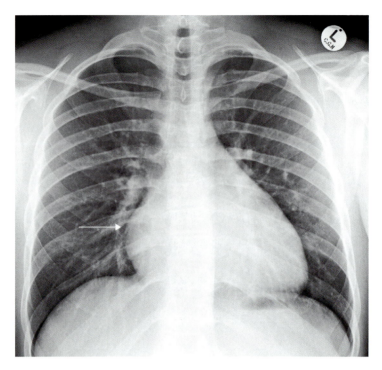

図 5.9 三尖弁の Ebstein 奇形
通常著明に拡大した右房のために心拡大がみられる（矢印，重度の三尖弁閉鎖不全症のために起こる）．肺動脈幹は小さく，ある程度の血流減少がある．

> **まとめ**
> - 最強点はどこか？　　　　　　　　　➡　胸骨下方左縁
> - いつ心雑音が聴取できるか？　　　　➡　収縮期
> - ほかに同じ心雑音をきたしうる疾患は？　➡　VSD や大動脈弁下部狭窄
> - 三尖弁閉鎖不全で認める特徴は？　　➡　性状や呼吸性変動

三尖弁閉鎖不全症

試してみよう 5.6　三尖弁閉鎖不全症

- 三尖弁閉鎖不全症の心音を聴いてみよう．この心雑音が聴こえるようになるためにこれらの説明を参考にしてほしい．それぞれのステップで確実に聴こえるようになったら次のステップに進もう．
- この記録は胸骨下方左縁で聴取される．まず録音された実際の音を聴いて，心雑音を認識してみよう．次に心雑音を明瞭にするために収縮期を最大にしよう．何回かの心サイクルを聴いた後に，心雑音をほぼ聴こえなくするために収縮期を小さくしてみよう．心雑音がないときに聴いた後では心雑音を認識しやすくなる．三尖弁閉鎖不全症の心雑音に自信がもてるようになるまでこれらの2つのステップを繰り返そう．最後に実際の記録を聴いてみよう．

確認問題

以下の記述が正しければ正，間違っていれば誤と記入しなさい．すべて回答したら下の解答をみて確認しなさい．

1. 三尖弁閉鎖不全症はVSDの自然閉鎖の結果起こることがある．
2. Ebstein奇形は小児では一般的に致死的である．
3. TRの心雑音は古典的には吸気で増強される．
4. 三尖弁閉鎖不全症は通常僧帽弁閉鎖不全症よりも音は小さい．
5. 三尖弁閉鎖不全症は拡張期雑音である．
6. Ebstein奇形においては心電図での早期興奮があることがある．
7. 心房間交通はEbstein奇形とは関連が少ない．
8. 三尖弁閉鎖不全症はFallot四徴症の手術の後に起こることがある．
9. 三尖弁閉鎖不全症の場合，胸部単純X線写真は心拡大を伴う．
10. 重度のTRでは肝臓は拡大し，拍動している．

【解答】
1. 正．三尖弁の中隔尖がVSD部位に付着し，閉鎖不全症をきたす．
2. 誤．Ebstein奇形は乳児期には致死的にはなりうるが，臨床症状はさまざまで成人になるまで無症状の人もいる．
3. 正．前述のとおり，Ebstein奇形や，右室不全がある場合には起こらないかもしれない．

4. 正．右室は通常低圧心腔であるためである．肺高血圧が存在するとこの限りではない．
5. 誤．三尖弁閉鎖不全症は収縮期雑音である．
6. 正．Ebstein奇形では複数の副経路が存在する．上室性頻拍はEbstein奇形の最初のプレゼンテーションであることもある．
7. 誤．Ebstein奇形によく合併する．これは三尖弁閉鎖不全症により，右心房を拡大し，PFOが閉鎖されないためである．
8. 正．三尖弁閉鎖不全症や肺動脈弁閉鎖不全症はFallot四徴症の修復術の後に起こることがある．
9. 正．右房や心房化右室が非常に拡張しているとき，特にEbstein奇形のときに認める．
10. 正．右室の機能が良好であるときにみられる．Ebstein奇形では右室機能が低下しているため，拍動はみられないことがある．

Dr. 水野のつぶやき：収縮期雑音

　第5章のポイントは収縮期雑音です．収縮期雑音のなかでもVSDが何度も取り上げられており，この領域での雑音でなんとかVSDを診断してほしいという強い希望が感じられます．
　ここでも，大切なのはⅡ音です．
　大動脈弁狭窄やVSD, subaortic stenosisではⅡ音を越えないということに再度注目して聴いてください．
　そして，この章でVSDが何回も出てくるのは場所で推定してほしいということにほかなりません．胸骨左縁下部のⅡ音を越えない収縮期雑音ではVSD, HOCMなどを忘れないということでよいかと思います．
　最後に補足ですが，胸骨左縁下部でⅡ音を越えるような心音であれば，それは三尖弁閉鎖不全ですね．

6 心尖部

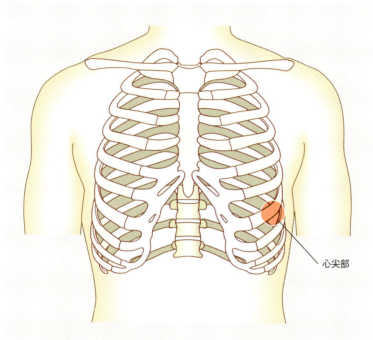

心尖部は左鎖骨中線と前腋窩線の間,第5肋間に位置している

この領域で最もよく聴取される心雑音

- 僧帽弁閉鎖不全症(Mitral regurgitation)
- 僧帽弁逸脱症(Mitral valve prolapse)
- 僧帽弁狭窄症(Mitral valve stenosis)

僧帽弁閉鎖不全症

解剖

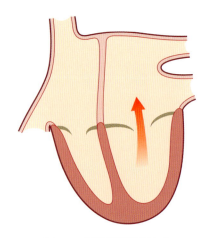

図 6.1　僧帽弁閉鎖不全症

単独の僧帽弁閉鎖不全症（図 6.1）は小児期にはまれであり，小児科診療においては房室中隔欠損症に合併する．成人では頻度は高くなり，虚血性心疾患で左室機能低下している場合によく合併し，僧帽弁輪拡張により起こるものは"機能的"僧帽弁閉鎖不全症とよばれる．そのほかの原因としては，リウマチ性弁疾患や僧帽弁の**変性**（degenerative）疾患，僧帽弁形成不全，僧帽弁尖の先天性**間隙**（cleft，通常は前尖），パラシュート僧帽弁などがある．僧帽弁閉鎖不全症がある場合，拡張期に左室は通常の静脈還流に加えて逆流にも応える必要があり，左室には容量負荷（前負荷の増加）が起こっている．左室拡張末期容量は上昇し，定期的に観察しなければ心機能低下に陥りうる．follow-up の目的はこの状況になる前に介入するためである．

病歴

軽症から中等症の僧帽弁閉鎖不全は通常無症候性であるが，病状が進行すれば労作性の息切れや呼吸困難が起こる．腱索断裂の場合，急性僧帽弁閉鎖不全による突然発症の呼吸困難と倦怠感が引き起こされる．心筋梗塞後には

乳頭筋が断裂することがあり，その場合は心筋梗塞による左室不全を伴う急性の重度僧帽弁閉鎖不全症となるため，非常に予後が悪い．

■ 身体診察

診察では，軽症例では心雑音が唯一の心臓異常診察所見であることがある．逆流の程度が増悪した場合，心尖拍動は顕著となり，より重症例では，前腋窩線に向かって，または越えて偏位する．心拍出を保つために洞性頻脈が起こることが多いが，リウマチ性疾患が原因の場合は心房性不整脈が高頻度に起こる．重症の閉鎖不全の場合には心尖部振戦を触れる．脈は素早い立ち上がりのため，"ビクッ(jerky)"と触れる．重症の僧帽弁閉鎖不全症はうっ血性心不全の原因であり，その場合は典型的な心不全の症状や所見が認められるようになる．

心音	正常
過剰心音	なし，Ⅲ音(S_3)，Ⅳ音(S_4)，Ⅲ音とⅣ音(奔馬調律)
心雑音	収縮期("駆出性"ではない) (重症例では拡張期雑音)

心電図

軽症から中等症の僧帽弁閉鎖不全症では基本的に心電図は正常である．しかし重症になると左室肥大の**電位基準**(voltage criteria)を満たすこともある．再分極異常(下側壁誘導でのST低下や陰性T波)が臨床的に重要な僧帽弁閉鎖不全症に認められる．

胸部単純X線写真

軽症の僧帽弁閉鎖不全において胸部単純X線写真は正常である．僧帽弁閉鎖不全症が血行力学的に重要となれば，左房は拡張し，気管支分岐角の拡大を伴う．左室辺縁はより目立つようになり(心尖部は**丸くなる**(rounding off))，心拡大が著明となる．急性の僧帽弁閉鎖不全症では肺うっ血が認められるだろう．左房圧の上昇が肺静脈圧の上昇を引き起こし，胸部単純X線写真で認識されるようになるのである．

心エコー

心エコーにより，僧帽弁の形態を把握でき，閉鎖不全症のメカニズムを知ることができる．左室機能や肺動脈圧の評価も可能である．僧帽弁閉鎖不全症の重症度をカラードップラー法で評価することができる．

メモ

　僧帽弁閉鎖不全症の心雑音は収縮期に認め，収縮期開始と同時に始まる（収縮期後半に心雑音が聴取される，僧帽弁逸脱に伴う僧帽弁閉鎖不全の特別な場合と比較しよう）．心雑音の強さは重症度と相関するが，重度の僧帽弁閉鎖不全症では，特に左室機能低下を伴う場合，心雑音が小さくなることに留意する必要がある．心雑音は収縮期のどの部分にでも聴取されうるが，古典的には"**汎収縮期**（pansystolic）"とか"**全収縮期**（holosystolic）"といわれている．僧帽弁閉鎖不全症が軽症となれば心雑音は短くなる傾向があり，非常に軽症な例では心雑音は小さく，収縮早期にしか聴取されない．収縮機能低下が出現すると，過剰心音が出現し，結果として奔馬調律が出現する．中等症から重症の僧帽弁閉鎖不全においては，僧帽弁を通過する**拡張期**血流が増加し，結果として心尖部で僧帽弁**拡張期**雑音が聴取されることもある．これは僧帽弁狭窄症に伴うものに類似する．

この節で学んだこと

- 僧帽弁閉鎖不全症の心雑音はⅠ音（S₁）とともに始まる．
- 僧帽弁閉鎖不全症の心雑音は古典的には汎収縮期だが，必ずしも常にそうではない．
- 心雑音が小さいからといって軽症だと決まるわけではない．
- 僧帽弁性拡張期雑音が聴取されるとき（僧帽弁狭窄症がない場合）は臨床的に重要な閉鎖不全症の存在を意味する．
- 急性の重症僧帽弁閉鎖不全症は肺水腫を引き起こし，心雑音が聴取されないことがある．

僧帽弁閉鎖不全症　99

試してみよう 6.1　僧帽弁閉鎖不全症

- 僧帽弁閉鎖不全症の音をインタラクティブソフトウェアで聴いてみよう．下記の記載に沿って心雑音が正しく聴こえているかを確認しよう．これは軽症の僧帽弁閉鎖不全症患者の心尖部で聴取された小さめ(soft)の収縮期雑音である．Ⅰ音が聴取された後すぐに心雑音が始まっている．Ⅱ音(S_2)が心雑音の終了とともに聴こえる．心雑音を小さくする前にこの音を認識してみよう．

- 収縮期を最小にして，心雑音は消えるが心音がはっきり聴こえるようにする．聴いている際にはカーソルをみて，心音のタイミングを計ろう．自信がついたら収縮期を最大にして再び音を聴いてみよう．

- 心雑音は大きくなり，より簡単に認識されるようになる．心雑音の聴取に自信をもてるまで，収縮期を最小・最大にすることを繰り返そう．

- 最後に実際の心雑音を聴いてみよう．

まとめ

- 最強点はどこか？　➡　心尖部
- いつ心雑音が聴取できるか？　➡　収縮期
- ほかに同じ心雑音をきたしうる疾患は？　➡　心室中隔欠損症（Ventricular Septal Defect：VSD）
- 僧帽弁閉鎖不全症で認める特徴は？　➡　心尖部の位置の偏位

僧帽弁逸脱症

解剖

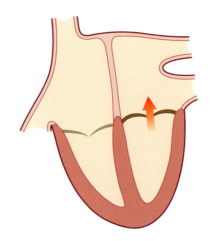

図 6.2　僧帽弁逸脱症

　僧帽弁逸脱症（図 6.2）は，乳頭筋異常により 1 つまたは両方の僧帽弁尖の支持ができなくなり，さまざまな程度の僧帽弁閉鎖不全症を引き起こす疾患である．女性に多く，全体での頻度は約 2 ～ 3％といわれるが，逸脱症の診断基準により異なる．Ehlers–Danlos 症候群や Marfan 症候群のような大動脈基部拡大を伴う結合組織疾患に多い．

病歴

　僧帽弁逸脱症の患者では非典型的な胸痛の頻度が高いといわれてきた．僧帽弁逸脱症の患者が腱索断裂を起こすことはごくまれにある．症状は，先述のとおり，二次性僧帽弁閉鎖不全症の重症度や進行度により異なる．僧帽弁逸脱症は細菌性心内膜炎のリスクを増大する．

身体診察

　収縮期における弁尖の左房方向への移動を示す収縮期クリックがよく聴取され，僧帽弁閉鎖不全症の心雑音がこれにすぐ続いて起こる．典型的なケースでは心尖部での収縮期クリックと収縮後期雑音が聴取される．しかしなが

らクリックのみが聴取される例も存在し，大動脈二尖弁患者のしばしば心尖部で最も大きく聴取される駆出性クリックとの鑑別が難しくなる．さらに高度の僧帽弁逸脱症では汎収縮期雑音が聴取され，収縮期クリックが聴こえないことがある．これらの例では心エコーが僧帽弁逸脱症の診断に必要となる．あとは僧帽弁閉鎖不全症の注記を参照されたい．

心音	正常
過剰心音	なし，収縮期クリック，Ⅲ音，Ⅳ音，Ⅲ音とⅣ音（奔馬調律）
心雑音	なし，収縮後期または汎収縮期雑音 重症例では拡張期雑音を伴う

心電図

僧帽弁閉鎖不全症と同じである．

胸部単純 X 線写真

僧帽弁閉鎖不全症と同じである．

心エコー

僧帽弁逸脱症の診断は心エコーにより行われる．閉鎖不全の評価は先述のとおりである．

> 📝 この節で学んだこと
> - 僧帽弁逸脱症は僧帽弁閉鎖不全症の特殊な場合である．
> - 僧帽弁逸脱症では心尖部での収縮期クリック音と収縮後期雑音が聴取されることが多い．
> - 僧帽弁逸脱症は急性腱索断裂を伴うこともある．
> - Marfan 症候群やそのほかの結合組織疾患の所見を探すことが重要である．

試してみよう 6.2　収縮期クリック音と小さな収縮期雑音を伴った僧帽弁逸脱症

- 僧帽弁逸脱症の音をインタラクティブソフトウェアで聴いてみよう．ここでのアドバイスをもとに，クリック音とそれに続く僧帽弁閉鎖不全症の心雑音が正しく聴こえているかを確認しよう．まずは実際の心雑音を聴いてみよう．Ⅰ音の後にクリック音が続くが，これはⅠ音の分裂と間違えられることがある．その後に小さな収縮期雑音が収縮期終了まで続くが，これが僧帽弁逸脱症に特徴的な収縮後期雑音である．Ⅱ音が心雑音終了とともに起こる．

- 次に収縮期を最小にする．クリックと心雑音は消失し，心音ははっきり聴こえるようになる．聴いている際にはカーソルをみて心音のタイミングを確認しよう．何度か聴いたら，今度は収縮期を最大にする．

- すると収縮期クリック音が再び現れ，心雑音が大きく聴取される．クリック音とそれに続く心雑音を認識しよう．クリック音と心雑音の聴取に自信をもてるまで，収縮期を最小・最大にすることを繰り返そう．最後に録音された実際の音を聴き，クリックと心雑音が引き続き聴こえているかを確認する．

まとめ

- 最強点はどこか？　　　　　　➡　心尖部
- いつ心雑音が聴取できるか？　➡　収縮期
- ほかに同じ心雑音をきたしうる疾患は？　➡　クリック音は大動脈弁由来，心雑音は VSD の可能性がある
- 僧帽弁逸脱症で認める特徴は？　➡　クリックと心雑音がともに聴取され，心尖部で最も大きいこと

確認問題

以下の記述が正しければ正，間違っていれば誤と記入しなさい．すべて回答したら下の解答をみて確認しなさい．

1. 僧帽弁閉鎖不全症の心雑音は常に汎収縮期雑音である．
2. 重症な僧帽弁閉鎖不全症では拡張期雑音が聴取されうる．
3. 僧帽弁逸脱症は男性に多い．
4. 僧帽弁閉鎖不全症の心雑音は胸骨左縁下部で最もよく聴取される．
5. 心尖部の汎収縮期雑音は部分的房室中隔欠損症で起こりうる．
6. 急性の僧帽弁閉鎖不全症は心筋梗塞の合併症としては比較的良性のものである．
7. リウマチ熱は僧帽弁閉鎖不全症の原因になりうる．
8. 僧帽弁閉鎖不全症は成人後より小児期に多い．
9. 僧帽弁逸脱症は1家族において複数人認められることがある．
10. 僧帽弁逸脱症のクリック音は大動脈弁性のクリック音と誤認されうる．

【解答】

1. 誤．重症例では，収縮期の左房圧は左室圧と等しくなることがあり，心雑音は収縮期の途中で終了しうる．
2. 正．過剰血流は僧帽弁拡張期雑音が聴取されうる．
3. 誤．僧帽弁逸脱症は女性により多い．
4. 誤．心尖部で最もよく聴取される．胸骨左縁下部で最もよく聴取される収縮期雑音は三尖弁閉鎖不全症やVSDの可能性が高い．
5. 正．房室中隔欠損症では房室弁が異常であるため，閉鎖不全症が多い．
6. 誤．心筋梗塞後の急性僧帽弁閉鎖不全症は乳頭筋断裂で起こり左室機能不全も合併するため予後不良である．
7. 正．リウマチ熱後は僧帽弁狭窄，逆流，またはその両方を引き起こしうる．
8. 誤．僧帽弁閉鎖不全症の頻度は，"**機能的**(functional)" 僧帽弁逆流と僧帽弁変性疾患のため加齢とともに高くなる．
9. 正．僧帽弁逸脱症はMarfan症候群と関連しているため，1家族において複数人認められることがある．
10. 正．僧帽弁逸脱症のクリック音は心尖部で最もよく聴取されるが，それは大動脈二尖弁のクリック音も同じである．

僧帽弁狭窄症

解剖

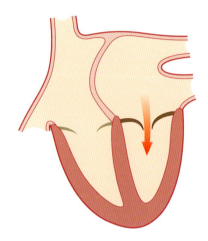

図 6.3　僧帽弁狭窄症

　成人診療において，僧帽弁狭窄は通常リウマチ性であり，僧帽弁閉鎖不全症と合併している．小児期では，単独の僧帽弁狭窄症（図 6.3）は非常にまれであり，僧帽弁の先天性異常（例えばパラシュート僧帽弁）や僧帽弁上膜が原因である．左室低形成における僧帽弁狭窄症や僧帽弁閉鎖症は新生児**循環不全**（collapse）として認められるため，ここでは考慮しない．左側房室弁狭窄は房室中隔欠損修正術後にも時折認められる．原因は何にせよ，僧帽弁血流の閉塞は左房圧を上昇させ，肺静脈を経由して肺高血圧症を引き起こす．

病歴

　すべての弁膜症に共通するように，僧帽弁狭窄が軽症であれば特に症状はなく，聴診所見のみが唯一の異常所見となる．上記のように，先天性僧帽弁狭窄は大動脈弁レベルでの左室系閉塞や大動脈縮窄症とともに起こるため，その予後は複雑性心疾患全体の程度に依存する．狭窄症と併存しうる閉鎖不全症の程度が進行すると，労作性の息切れがみられるようになる．起座呼吸

や発作性咳嗽が認められるとともに，胸部感染症にかかりやすくなる．僧帽弁狭窄症では失神も起こる可能性があり，成人では喀血も認められうる．肺高血圧は肺動脈幹を拡張し，反回喉頭神経を圧迫するため嗄声が起こることもある．病状の進行の程度はまちまちであるが，重症例ではうっ血性心不全が起こる．

身体診察

いわゆる"僧帽弁顔貌"は慢性重症僧帽弁狭窄症の特徴である．慢性僧帽弁狭窄症では心房細動や心房粗動が起こりうる．僧帽弁狭窄に心房間交通が合併することもあり，その場合は頸静脈圧の上昇を認める．心房間交通がない場合，頸静脈圧は肺高血圧のために上昇する．この肺高血圧症により，右室拍動の顕在化や大きなⅡ音が引き起こされる．心尖部で最もよく聴取される拡張期雑音を認める．重症例では注意深く，中心拍動（脈）と比べないと簡単に収縮期**振戦**（thrill）と間違えてしまう．心尖部**拡張期**振戦を認めることがある．

心音	大きなⅠ音 大きなⅡ音（肺高血圧症のとき）
過剰心音	僧帽弁開放音（opening snap），Ⅳ音
心雑音	僧帽弁狭窄：特にリウマチ性僧帽弁狭窄において顕著であるが，僧帽弁領域に石灰化が認められる（洞調律のとき） 僧帽弁閉鎖不全症：心尖部の長い，汎収縮期雑音 高度の肺高血圧症がある場合，肺動脈弁閉鎖不全症と三尖弁閉鎖不全症の心雑音

心電図

顕著な僧帽弁狭窄症では通常心電図は異常となる（図 6.4）．通常左房肥大の所見がみられ，もし肺高血圧症をきたした場合，右室肥大の**電位基準**（voltage criteria）を満たす．成人では心房細動や心房粗動がみられることもある．

胸部単純 X 線写真

軽症例では正常である．顕著なときには気管分岐角の拡大を伴った左房の突出が認められる．肺静脈圧上昇により上葉の静脈が目立つようになる．拡大した左房により心左辺縁の直線化と心耳の突出をきたす．重症例では肺高血圧症が進行するに従い中枢肺動脈拡張が顕著となり，特に進行例においては，末梢肺動脈の**先細り**（pruning）が認められる．

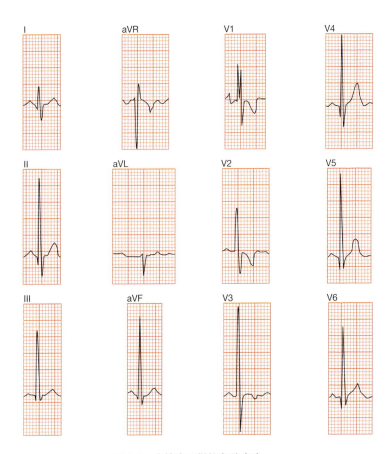

図 6.4　中等度の僧帽弁狭窄症

この心電図ではP波の持続時間は長くなり，V1誘導ではP波の後半に大きな陰性波が認められる．これは典型的な左房肥大の所見である．偶発的であるが不完全右脚ブロックも認められる（V1誘導でRSR´パターンを伴い，QRS時間は正常）．

心エコー

僧帽弁の解剖の評価が可能である．僧帽弁前後での圧格差，有効弁口，肺動脈圧などすべてが評価できる．心房間交通の有無がわかる．

メモ

僧帽弁開放音や大きなⅠ音が聴取されるかは弁尖の可動性による．これら

はリウマチ性僧帽弁狭窄症で聴取されるが，弁の形態によるので先天性の僧帽弁狭窄では聴取されない．僧帽弁疾患の心雑音は心尖部で最もよく聴取され，左側臥位でベル型聴診器を用いて聴くことで際立たされる．

混合性の僧帽弁疾患の症例では，それぞれの血行力学的な重要性を評価することが大切である．もし狭窄症が主であれば，触診で心拡大はなく，拡張期振戦を認め，Ⅱ音の肺動脈成分が触知され，心雑音は拡張期に最大となることが多い．心房収縮による左室充満のために聴取される，拡張後期（前収縮期）雑音を忘れてはならない．洞調律でないときこれは消失する．

一方閉鎖不全症が主であれば，心尖部は偏位，**突出**（thrusting）し，心雑音は収縮期でより優位となる．臨床的に重要な逆流がある場合，拡張期僧帽弁通過血流が増加するため，拡張期雑音が増強することを忘れてはならない．僧帽弁の拡張期雑音はたとえ狭窄症がなくとも聴取されうる（僧帽弁閉鎖不全症の項目を参照）．

肺高血圧症があると三尖弁逆流による汎収縮期雑音が聴取されることがある．拡張した右室と小さな左室により，雑音（三尖弁閉鎖不全による汎収縮期雑音）は通常より心尖部側に移動するようになる．しかしながら吸気時の静脈還流の増加があるので，僧帽弁閉鎖不全症と鑑別することが可能である．

この節で学んだこと

- 混合性の僧帽弁疾患ではどちらの病態が主か判断可能である．
- 僧帽弁狭窄症における**拡張期**振戦は容易に**収縮期**と間違えられやすい．

まとめ

● 最強点はどこか？	➡ 心尖部
● いつ心雑音が聴取できるか？	➡ 拡張期（狭窄症）と収縮期（閉鎖不全症）
● ほかに同じ心雑音をきたしうる疾患は？	➡ なし
● 僧帽弁狭窄症と閉鎖不全症で認める特徴は？	➡ 心雑音のタイミングと位置

試してみよう 6.3　僧帽弁狭窄症と僧帽弁閉鎖不全症

- 僧帽弁狭窄症と閉鎖不全症の音をインタラクティブソフトウェアで聴いてみよう．ここでのアドバイスをもとに，収縮期，拡張期の心雑音が正しく聴こえているかを確認しよう．これは僧帽弁狭窄症と閉鎖不全症が合併している患者の心尖部で聴取された音である．軽症の僧帽弁閉鎖不全症では収縮期雑音が聴取され，軽症の僧帽弁狭窄症では拡張期雑音が聴取される．カーソルをみて，これらの音のタイミングを計ろう．僧帽弁閉鎖不全症の心雑音は明らかにカーソルの収縮期と合致しており，カーソルが拡張期にあるときに合致して僧帽弁狭窄症の心雑音がある．収縮期と拡張期の心雑音が同定できたと感じたら，拡張期を最小にしよう．するとⅠ音が非常に小さくなりⅡ音が目立つようになる．収縮期雑音を何度か聴き，Ⅱ音の後（拡張期）には何も聴こえないことを確かめよう．自信がついたら，次は拡張期を最大にしよう．すると僧帽弁狭窄症の拡張期雑音が増強されるため，録音された実際の音よりも簡単に聴取できるのではないだろうか．拡張期雑音は低音でランブル音と説明される．拡張期雑音を自信もって聴けるようになるまで拡張期を最小・最大にすることを繰り返そう．Ⅰ音の直前に心房収縮によって引き起こされる心雑音の前収縮期の雑音が，聴取できるようになっているはずである．

- もしまだ拡張期雑音をしっかり同定できなければ，収縮期を最小にしよう．これで収縮期雑音を取り除けば，拡張期雑音のみが残り，最も大きく聴取される．最後に，録音された実際の音を聴いて2つの心雑音が別々に聴取できるか確認しよう．

試してみよう 6.4　僧帽弁狭窄症（僧帽弁開放音）

- では僧帽弁狭窄症僧帽弁開放音の録音を聴いてみよう．ここでのアドバイスをもとに，音が正しく聴こえているかを確認しよう．これは単独の軽症僧帽弁狭窄症患者の心尖部で聴取された音である．Ⅰ音は大きく聴こえるが僧帽弁狭窄症の拡張期雑音はこの症例では小さい．僧帽弁開放音は目立った特徴である．カーソルを用いて音のタイミングを計ろう．僧帽弁開放音はⅡ音の直後に続き，Ⅱ音の分裂と紛らわしい．実際の心雑音を聴いた後に，拡張期を最小にして僧帽弁開放音と拡張期雑音両方を取り除こう．

- Ⅰ音は大きく聴こえ，Ⅱ音は小さい．何心拍かこの音を聴いてⅡ音の後（拡張期）には何も聴こえないことを確かめよう．聴いている間はカーソルをみて，心周期のいつにどの音が聴こえるか確認しよう．

- 次に拡張期を最大にしてⅡ音の後の僧帽弁開放音とその直後に続く拡張期雑音を増強させる．僧帽弁開放音と拡張期雑音を自信もって聴けるようになるまで拡張期を最小・最大にすることを繰り返そう．自信がついたら実際の心雑音を聴いてみよう．拡張期雑音は小さいが，僧帽弁開放音が明瞭に聴こえるようになっているはずである．

僧帽弁狭窄症

確認問題

以下の記述が正しければ正，間違っていれば誤と記入しなさい．すべて回答したら下の解答をみて確認しなさい．

1. 全世界的にはリウマチ熱は僧帽弁狭窄症の原因のなかで最も一般的である．
2. 僧帽弁狭窄症では心尖部収縮期振戦が認められる．
3. 僧帽弁狭窄症には常に前収縮期雑音を認める．
4. 僧帽弁狭窄症と僧帽弁閉鎖不全症は同時に起こりうる．
5. 細菌性心内膜炎は僧帽弁狭窄のある弁へのさらなるダメージとなる．
6. 僧帽弁の石灰化は僧帽弁狭窄症患者の胸部単純X線写真でみられることがある．
7. 僧帽弁開放音は先天性僧帽弁狭窄症でよく認められる．
8. 重症僧帽弁閉鎖不全症では，肺動脈弁閉鎖不全症の心雑音も合併する．
9. 中等度の僧帽弁狭窄症では心電図は通常正常である．
10. 僧帽弁狭窄症に心房間交通が併存することがある．

【解答】

1. 正．先進国ではリウマチ熱の頻度は減少したが，全世界的にはいまだに僧帽弁狭窄症の最も多い原因である．
2. 誤．収縮期と間違えやすいが，心尖部の振戦は拡張期である．
3. 誤．これは患者が洞調律のときによる．心房細動は僧帽弁狭窄症の一般的な合併症である．
4. 正．僧帽弁閉鎖不全症と狭窄症のバランスは経時的に変化する．
5. 正．心内膜炎は一般的に逆流を増悪させる．
6. 正．リウマチ性僧帽弁狭窄症では，病状が進行すると弁の石灰化と線維化が起こる．
7. 誤．僧帽弁開放音はリウマチ性でより多く，先天性異常では少ない．
8. 正．僧帽弁狭窄症では肺高血圧が起こるため，肺動脈弁閉鎖不全の心雑音が聴取されうる．
9. 誤．心電図は通常左房肥大の所見を呈し，肺高血圧があれば右室肥大の所見となる．
10. 正．心房間交通の存在により左房圧の低下が起き，肺高血圧症も減少する．しかしながら，心拍出量の低下につながりうる．

Dr. 水野のつぶやき：スナップ？　クリック？

最初のところで
　①心音，②過剰心音，③心雑音
に分けるとしました．特に②の過剰心音でⅢ音については少し触れましたが，ほかにも過剰心音があります．それはスナップ(snap)やクリック(click)です．
　snap，click，knock，plop など，これらはなんとなく，その文字で音の様子が表現されているだけです．
- systolic ejection click
- opening snap
- tumor plop
- pericardial knock

これらは単なる擬音語です．解剖や心周期のどこであるかなどを追加して表現しているだけですね．
　英語の click や snap のイメージがそのまま使える人はいいですが，コケコッコーと cock-a-doodle-doo ではないですが，日本と外国人の感覚の違いはありますので，みなさんもインタラクティブソフトウェアに合わせて歌ってみて，自分なりのイメージを口ずさんで固定してしまってください．

7 背部

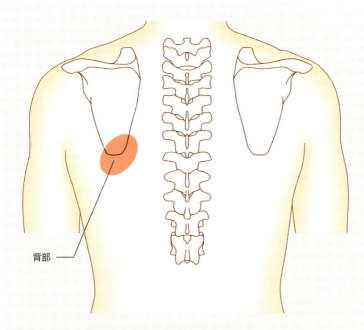

背部

いくつかの種類の心雑音は背部でただ音が伝播するだけではなく，
確実に大きく聴取される

この領域で最もよく聴取される心雑音
- 大動脈縮窄症（Coarctation）
- 肺動脈分枝狭窄症（Branch pulmonary artery stenosis）

大動脈縮窄症

解剖

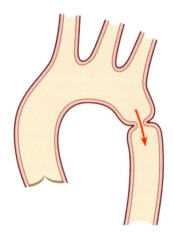

図7.1　大動脈縮窄症

　大動脈縮窄症(図7.1)は大動脈弁，僧帽弁，大動脈弓の異常と密接に関係している．動脈管開存症は特に幼児では決してまれではなく，**心室中隔欠損症**(Ventricular Septal Defect：VSD)と共存することもある．大動脈の縮窄は"**棚**(shelf)"もしくは線維輪が大動脈を囲うことで起こる．動脈管が閉じている場合は，これらは動脈管や動脈管靱帯の入口部で発生する．大動脈弓が長い**管状狭窄**(tubular narrowing)となることもあれば，縮窄の棚に加わったり，独立した異常として存在することもある．左鎖骨下動脈はこの大動脈縮窄症により狭くなることがある．腹部大動脈の縮窄は胸部よりもはるかにまれであり，例えば高安病などの全身の血管病変と関連して後天的に起こることが多い．

病歴

　大動脈縮窄症は女性よりも男性に多い．大動脈縮窄症は新生児期もしくは幼児期の血行動態の**破綻**(collapse)として現れ，このような場合には左心系の異常をよく併発する．大動脈縮窄部での特徴的な心雑音は通常は聴取されない．理由としては，動脈管の存在もしくは，縮窄部位を流れる血液はごく少量であるためである．生後1年目は無症状で経過することが多く，症状が

あるとすれば，併存する高血圧の結果としてであり，それらには心不全や大動脈解離，脳出血などが含まれる．下肢倦怠感や下肢冷感などの症状を訴える患者もいるが，これらの症状は正常人口においてもよくある症状である．また，感染性心内膜炎の危険性も高める．

■身体診察

大動脈縮窄症は Turner 症候群によく合併しやすいので，特徴を探すべきである．大腿動脈の脈は低容量を示すか，まったく触知しない．左上腕動脈も正常か低容量であることもあるが，これは鎖骨下動脈と縮窄の関係に依存する．併存する右鎖骨下動脈起始異常は右上腕動脈拍動にも影響を及ぼしうる．頸部での拍動の視認や鎖骨上**振戦**（thrill）を触れることもある．血圧はたいてい右上腕で高い．大動脈縮窄症を有する高齢者において心尖拍動が強いことがあるが，新生児では肺高血圧のために右室拍動が確認できる．

心音	正常
過剰心音	弁膜症がなければ通常なし
心雑音	左室後面で駆出性雑音：胸壁の後面で持続性雑音（側副血行路）

心電図

左室肥大の所見があることがある．新生児は肺高血圧のために右室肥大を呈することがある．

胸部単純 X 線写真

軽症の大動脈縮窄症であれば胸部単純 X 線写真は通常正常である．しかし，左室肥大もしくは慢性的に圧負荷による左室拡張により心拡大を伴う．大動脈弓の陰影は目立たない．"3 sign" があるかもしれない．3 sign とは左上の辺縁部で縮窄部位の狭い部分の近位部で大動脈弓の突出を認め，狭窄部位の直後の狭窄後拡張を示す．側副血行路が発達した成人や成長した小児では**肋骨浸食像**（rib notching）を認めることがある（図 7.2）．

心エコー

心エコーでは若年者では解剖や縮窄の重症度を確認することができる．しかし，高齢者では血管造影や心臓 MRI などのほかの画像検査がより優れている．

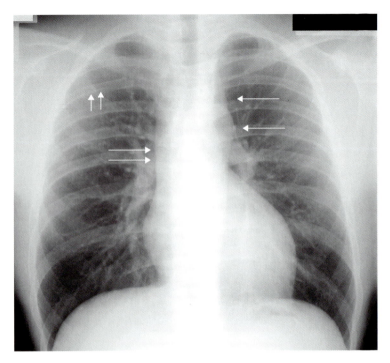

図7.2 大動脈縮窄症

大動脈縮窄症を示唆するいくつかの所見がある．"reverse 3'サイン（reverse 3' sign）"：上の矢印は大動脈縮窄部位の直上にあり，一番下の矢印は縮窄部位の直下にある拡張した大動脈である（狭窄後拡張（post–stenotic dilatation））．上行大動脈（二本矢印）は突出しており，左心縁の丸い輪郭の構造物は左室肥大を示唆している（これらの患者はたいてい高血圧である）．肋間動脈の拡張により，肋骨侵食像がみえることがある．

メモ

　心尖部領域では，よく併発する二尖弁の大動脈弁のために大動脈の収縮期雑音に伴い，駆出性クリックをしばしば聴取する．大動脈縮窄による高血圧は，外科的修正にもかかわらず残存することもあるため単純に閉塞によるものだけではないとされている．縮窄部位より近位では，大動脈は通常の大動脈より硬く伸展性に乏しい．そのために運動時など通常の反応である収縮期血圧の上昇がより強調される．頸動脈洞の圧受容器は縮窄部位よりも高いところでリセットされる．腎動脈近位部での大動脈の縮窄により高血圧となる腎性の要素を含む．

大動脈縮窄症における脳出血は高血圧の結果だけでなく，併存する脳動脈瘤によるものでも発症する．

縮窄の程度が強い場合は，背部の縮窄での心雑音は連続音になりうる．

 まとめ

- 最強点はどこか？ ➡ 背部
- いつ心雑音が聴取できるか？ ➡ 収縮期
- ほかに同じ心雑音をきたしうる疾患は？ ➡ 肺動脈分枝狭窄症
- 大動脈縮窄症で認める特徴は？ ➡ 大腿動脈の触知が乏しい

試してみよう7.1　大動脈縮窄症

- 大動脈縮窄症の音をインタラクティブソフトウェアで聴いてみよう．まずは実際の音を聴いてみて収縮期雑音を認識しよう．もし聴き取りにくい場合はまずは収縮期の音量を小さくしよう．これで心雑音は聴こえなくなる．その後にいくつか心周期を聴取した後に，収縮期の音量を最大にしよう．これで心雑音がより聴こえやすくなる．この2つのステップを自信がもてるまで繰り返すことで心雑音を聴き取れるようになる．最後にリセットし，実際の心雑音を聴いてみてほしい．

確認問題

以下の記述が正しければ正，間違っていれば誤と記入しなさい．すべて回答したら下の解答をみて確認しなさい．

1. 大動脈縮窄症は男性のほうが多い．
2. 大動脈縮窄症の患者は通常典型的な症状で同定される．
3. 大動脈縮窄症は胸部単純X線写真で診断できることもある．
4. 大動脈縮窄症の心雑音は背部で最もよく聴取できる．
5. 大動脈縮窄症は感染性心内膜炎とはあまり関係がない．
6. 大動脈縮窄症による高血圧は閉塞が完全になくなれば消失する．
7. 大動脈縮窄症は脳出血をきたしうる．
8. 大動脈縮窄症は胸痛を呈することがある．
9. 新生児における大動脈縮窄症は心電図で左室肥大を呈することが多い．
10. 大動脈縮窄症をみたら全身性の高血圧を考慮しなければならない．

【解答】

1. 正．男女比は1.3：1～3：1と男性が多い．
2. 誤．ほかの先天性心疾患と同様に無症候性の場合が多い．
3. 正．大動脈縮窄症は3 signを呈する．
4. 正．背中において脊椎の左で最もよく聴取できる．
5. 誤．感染性心内膜炎は大動脈縮窄症の部位に起こりうるし，併存する二尖弁にも起こりうる．
6. 誤．大動脈縮窄症や高血圧を伴う大動脈の血管壁の異常により収縮期高血圧は閉塞の解除によらず残存する．
7. 正．全身高血圧と同様に脳動脈瘤によるものであるため．
8. 正．大動脈縮窄症の部位における解離や感染性大動脈瘤をきたすことがある．
9. 誤．新生児は肺高血圧により右室肥大をきたしやすい．
10. 正．大腿動脈を触知することで容易に除外でき，若年者での全身性高血圧と関連があるためすべての症例で考慮されるべきである．

肺動脈分枝狭窄症

解剖

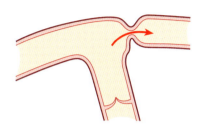

図 7.3　肺動脈分枝狭窄症

　新生児，特に未熟児や低出生体重児において，いずれかの肺動脈の起始部から生じる心雑音を聴取することは多い．これは胎児期において右室にある血液の大半は開存している動脈管を通って下行大動脈へ流れるためである．生後は動脈管が閉じることによって右室からのすべての血流は肺に流れ，生後最初の数か月で末梢肺動脈はこれを受け入れられるように成長する．

　いずれかの肺動脈の起始部や，さらなる肺動脈の分枝の真性狭窄は Fallot 四徴症によく認められる．肺動脈の異常は Williams 症候群や Alagille 症候群，胎児風疹でも生じることがある．

病歴

　臨床的に重要な狭窄があれば労作時呼吸困難はあってもよいが，通常は無症候性である．

身体診察

　患者の顔貌は Williams 症候群のような症候群を示すときもある．一般的な身体診察を通して特徴を引き出すことが必要である．狭窄が Fallot 四徴症を併存していたり，重症であったり，**心房中隔欠損症**（Atrial Septal Defect：ASD）があれば，中心性のチアノーゼを呈する．両側性の重篤な狭窄は，右室拍起性拍動などの右室肥大の徴候を示すかもしれないし，結果として内頸静脈圧の上昇や肝腫大，末梢浮腫などを伴う右心不全となるかもしれない．

心音	正常
過剰心音	なし
心雑音	収縮期駆出性雑音（問題がある側の肺において）

心電図

右室肥大の徴候を認める．明らかな右室圧上昇があったとしてもこれらの所見がない場合もある．

胸部単純 X 線写真

狭窄が片側性であれば，両肺を比べることにより肺紋理の違いがあるかもしれない．複数の末梢の狭窄であれば，全体的に肺動脈の血管陰影はみえにくい．心臓の輪郭は通常右心不全をきたすまでは正常である．

心エコー

心エコーは分枝肺動脈の乱流を捉えることが可能であり，右室圧を計測することができる．ASD や VSD など，ほかの心奇形も捉えることが可能である．複数の，末梢の肺動脈狭窄に関しては肺動脈造影が優れている．

📋 メモ

分枝肺動脈の雑音は前胸部全体で聴取できるが，背部肺野全体で大きい．まれではあるが，重症例では拡張期の前方への血流により拡張期雑音を生じる．雑音の性状は漸増・漸減であり，心周期比較的後期に聴取することある．重症の肺動脈分枝狭窄症（図 7.3）では肺野全体に連続性雑音を聴取することがあるが，これらは**気管支動脈からの側副血行路**（bronchial collateral arteries）から生じる音である．肺動脈分岐狭窄症は例えば，動脈管を閉鎖するデバイスによる左肺動脈への圧排からも後天的に生じることもある．

肺動脈分枝狭窄症

試してみよう 7.2　肺動脈分枝狭窄症

- 肺動脈分枝狭窄症の心音をインタラクティブソフトウェアで聴いてみよう．左背側で記録されたものである．収縮期雑音が聴取できる．まず心雑音を聴くことができたら収縮期を小さくしていき，再度聴き直してみよう．心雑音はいったん消えてしまう．次に，収縮期を大きくしていく．心雑音がより多くなり容易に聴こえることができるようになる．この2つのステップを聴こえるまで繰り返すことで心雑音を聴き取れるようになる．最後に実際の心雑音を聴いてみれば，肺動脈分枝狭窄症の心雑音を認識できるはずである．

確認問題

以下の記述が正しければ正，間違っていれば誤と記入しなさい．すべて回答したら下の解答をみて確認しなさい．

1. 肺動脈分枝狭窄症の雑音は早産児に多い．
2. 肺動脈分枝狭窄症は前胸部で最も容易に聴取できる．
3. 肺動脈分枝狭窄部位で連続性の心雑音を聴取できる．
4. 肺動脈分枝狭窄症はFallot四徴症に合併する．
5. 肺動脈分枝狭窄症の心電図は正常である．
6. 肺動脈分枝狭窄症の患者においてチアノーゼは呈さない．
7. 肺動脈分枝狭窄症の診断に胸部単純X線写真は有用ではない．
8. 肺動脈分枝狭窄症は心臓カテーテルで治療可能である．
9. 肺動脈分枝狭窄症は先天性風疹症候群で起こりうる．
10. 肺動脈分枝狭窄症は無症候性のこともある．

【解答】
1. 正．肺動脈の発達に伴い6か月以内にほとんどは消失する．
2. 誤．ほとんどは背部や腋窩で聴取しやすい．
3. 正．ほとんどは側副血行路から生じる．
4. 正．肺動脈分枝狭窄症はFallot四徴症でよくみられる．
5. 正．重症症例でのみみられる．
6. 誤．心房の交通は基本的にはチアノーゼを呈する．
7. 誤．胸部単純X線写真は特に片側性の狭窄に非常に有用である．
8. 正．狭窄術はバルーンやステントにより行われる．
9. 正．Williams症候群やAllagille症候群でもみられる．
10. 正．ただし，中等症から重症になると症状を呈することもある．

Dr. 水野のつぶやき:ベル面と膜面の狭間に

　最後のポイントは少し音域に関する話です.人間の可聴域はだいたい20Hz〜20,000Hzとされていますが,心音はどのくらいの音域か知っていますか?
　Ⅰ音:100Hz
　Ⅱ音:200Hz
　Ⅲ音:30〜50Hz
ぐらいで考えてみましょう.Ⅱ音は高いですね.しかし,特記すべきはⅢ音の低さです.
　50〜60Hzぐらいから急に音らしく聴こえてくるでしょう.つまりⅢ音などは本当に周波数特性から考えても聴こえにくいのです.みなさんが聴こえないのも無理はありません.
　今回は周波数の細かいところには触れていませんが,低音はベル,高音は膜と覚えていると思います.少しだけ聴診器の構造にも思いを馳せましょう.膜面では振動板による低周波成分の減弱をすることで,相対的に高調音域を聴取しやすいようにしているだけです.膜を外せば普通にベルとして低音が聴取されます.ということで,ベルでの聴診の際には押さえつけないという基本がわかります.同じものを聴いているのに不思議ですね.
　結局,聴こえる,聴こえないも相対的な可能性があります.人間の耳の不思議です.ライブ会場などでなんとか会話ができるのも,このような特殊能力があるからでしょう.
　音は探してナンボです.重要なことはベル面と膜面の狭間:イヤーピースの間にあるみなさんの情熱です.

用語集

I音（first heart sound）：僧帽弁・三尖弁の閉鎖により生じる音．

右胸心（dextrocardia）：右胸部に心尖部がある状況．

黄色腫（xanthomata）：皮膚中の脂質の黄色またはオレンジ色の沈着．目の周りでは眼瞼黄色腫（xanthoma palperum）として知られており，高齢者において正常でも出現する．

起座呼吸（orthopnoea）：平らに横になると呼吸困難となる状態．心臓疾患や肺疾患による．

逆流（regurgitation）：弁の漏れ．

狭窄（stenosis）：弁が狭くなっていること．

胸水（pleural effusions）：胸膜の2層の間に存在する過剰な液体．

駆出（ejection）訳注：収縮期に心臓が血液を送り出すこと．

> 訳注：駆出時に聴取される音としては，弁の開放からくるクリックや弁の通過血流の音がある．

血圧計（sphygmomanometer）：血圧を測定するための装置．

高血圧（hypertension）：血圧が高い状態．年齢や測定環境により定義が異なる．

三尖弁（tricuspid valve）：構造的に正常な心臓の場合，右心室と右心房の間にある弁．

脂質状態（lipid status）：血中のコレステロール，中性脂肪のレベル．異常高値や不均衡は心血管疾患にかかりやすくなりうる．

失神（syncope）：症状．突然の意識喪失．

就下性浮腫（dependent oedema）：体の低位置の部分に重力によりできる膨張．動ける人であれば，足首にできるが，ベッドで寝たきりの場合は仙骨部にできうる．

醜形（dysmorphic）：猿線・顔の造作など，通常とは異なる特徴．

収縮期(systole)：心臓周期のフェーズ．通常，心室収縮期を指すが，心房収縮期は，心室拡張期の最後の1/3にあたる．血圧に言及する場合，高い側の数値を指す．

心音図(phonocardiogram)：心音の記録．

心尖部(apex)：心尖部は心臓の拍動を感じることができうるであろう胸部における，最も外側で尾側の位置である．

心嚢水(pericardial effusion)：心膜の2層の間にある液体の貯留．心臓の機能を危険にさらすこともある．

心膜(pericardium)：心臓を囲む2層嚢．

全身性の(systemic)：体に関連して(全身を指すことが多い)．

僧帽弁(mitral valve)：構造的に正常な心臓において，左心室と左心房の間にある弁．

Down症候群(Down's syndrome)：トリソミー21として知られている．21番染色体が過剰にある状況．器質的心臓異常を伴い，学習困難，腸管・関節異常なども併発する．

チアノーゼ(cyanosis)：青みがかっている状況．寒冷時には正常反応であり，子どもによくみられる．四肢を侵す末梢型と，四肢だけでなく舌や唇を侵す低酸素血症を示す中枢型がある．

聴診器(stethoscope)：聴者に胸壁から心音の伝播や増幅を可能にする音響的機器．

動悸(palpitations)：胸部において心臓の拍動を自覚する状態．

糖尿病(diabetes)：糖代謝の異常で，心血管疾患のリスクが増大する．

Ⅱ音(second heart sound)：大動脈弁と肺動脈弁の閉鎖による音．

粘液性(myxomatous)^{訳注}：弁がゼリー状に肥厚した状態．

> 訳注：粘液変性(myxomatous change)という表現で用いられる．弁の変性した状態で閉鎖不全などをきたす．

ばち指(finger clubbing)：末節骨の球根状の腫脹により，爪床と皮膚の間の角度が正常ではなくなった状態．つま先にも生じうる．これは先天的で，心臓・肺・肝臓・腸管異常を伴う可能性がある．

バルサルバ手技(Valsalva manoeuvre)：閉じた声門に対して呼気によって胸腔内および腹腔内の圧力を上げる．出産時や排便緊張時に起こりうる．

肥満(obesity)：脂肪組織の過剰な状態．

頻脈(tachycardia)：心拍数が高いこと．年齢による(子どもは大人より心拍数は高い)．洞調律(正常)や不整脈(異常)でもありえる．

腹水(ascites)：腹腔内の自由水．重症心不全で起こりうる．

不整脈（arrhythmia）訳注：異常に高いもしくは低い心拍数．
> 訳注：実際は不整である場合も含む．

ベル面のチェストピース（bell chestpiece）：聴診器の低周波数の音を同定するようにデザインされている部分．

膜面のチェストピース（diaphragm chestpiece）：聴診器の高周波数の音を同定するようにデザインされている部分．

Marfan症候群（Marfan syndrome）：高い身長，関節の過可動性に特徴づけられる結合組織異常．水晶体脱臼や僧帽弁逸脱といった心臓疾患，大動脈の基部拡大や破裂を伴いうる．

迷走神経性の（反射）（vasovagal）：迷走神経の過活動による失神や徐脈のことを指す．

夜間発作性呼吸困難（paroxysmal nocturnal dyspnoea）：寝ているときに呼吸困難で目覚め，座ると改善する状態．咳嗽や泡沫状もしくは少し血液に染まる痰があることもある．

肋間（intercostal）：肋骨の間．

索引

【数字・英字】

Ⅰ音 7, 121
Ⅱ音 7, 122
Ⅱ音の亢進 29
Ⅲ音 9, 12
active precordium 47
aortic media 16
aortic regurgitation 16, 53
aortic root dilatation 22
aortic stenosis 15
apex 122
arrhythmia 123
ascending aorta 16
ascites 122
Atrial Septal Defect (ASD) 29, 30, 34
bell chestpiece 123
blowing 56, 81
branch pulmonary artery stenosis 111
bronchial collateral arteries 118
bypass 37
catheter intervention 19
Chest X-Ray (CXR) 11
cleft 96
coarctation 5, 111
collapse 17, 104, 112

congenital aortic stenosis 16
continuous murmur 23
crescendo 19
cyanosis 122
decrescendo 19
deformity 6
degenerative 96
dependent oedema 3, 121
dextrocardia 121
diabetes 122
diaphragm chestpiece 123
Down's syndrome 122
Down 症候群 122
dysmorphic 121
ejection 121
ejection click 8
Electrocardiogram (ECG) 11
finger clubbing 122
first heart sound 121
fixed splitting 32
functional 103
gap 73
general examination 17
Harrison's sulci 78
Harrison 溝 78

heave 7
holosystolic 98
hyperdynamic circulation 23
hypertension 121
Hypertrophic Obstructive Cardiomyopathy（HOCM） 84
inconspicuous main pulmonary artery 59
innocent murmur 23
innocent pulmonary flow 29
innocent vibratory murmur 71
intercostal 123
kyphoscoliosis 6
left ventricular hypertrophy 18
lipid status 121
loud second heart sound 29
Magnetic Resonance Imaging（MRI） 11
Marfan syndrome 123
Marfan 症候群 123
mid systolic click 9
mitral regurgitation 95
mitral valve 122
mitral valve prolapse 95
mitral valve stenosis 95
myxomatous 122
normal heart sounds 12
obesity 122
opening snap 8，9，105
orthopnoea 121
palpitations 122
pansystolic 98
paradoxical splitting 20，91
paroxysmal nocturnal dyspnoea 123
Patent Ductus Arteriosus（PDA） 24，29，46

pericardial effusion 122
pericardium 122
perimembranous 76
phonocardiogram 122
plethora 47，48
plethoric 32
pleural effusions 121
post stenotic dilatation 114
post-stenotic dilatation 16
primary arrhythmia 3
pruning 32，47，65，105
pulmonary regurgitation 53
Pulmonary Stenosis（PS） 29，31
radiofemoral delay 5
regurgitation 121
reverse 3 sign 114
reverse 3 サイン 114
rib notching 113
rounding off 97
second heart sound 122
shelf 112
sick 46
sphygmomanometer 121
stenosis 121
stenotic trileaflet valve 16
stethoscope 122
Still 雑音 74
strain pattern 18
subaortic stenosis 71
subvalvar pulmonary stenosis 53
suprasystemic 77
syncope 121
systemic 122
systole 122
tachycardia 122

thrill 7, 37, 45, 59, 73, 105, 113
thrusting 107
tricuspid regurgitation 71
tricuspid valve 121
trivial 62, 68
tubular narrowing 112
Valsalva manoeuvre 122
vasovagal 123
venous hum 15, 23
Ventricular Septal Defect（VSD）9, 59, 71, 76, 99, 112
voltage criteria 18, 31, 38, 47, 55, 78, 97, 105
xanthoma palperum 4
xanthomata 121

眼瞼黄色腫 4
管状狭窄 112

【キ】
奇異性分裂 20, 91
気管支動脈からの側副血行路 118
起座呼吸 121
機能的 103
逆流 121
狭窄 121
狭窄後拡張 16, 114
胸水 121
胸部単純X線写真 11

【イ】
Ⅰ音 7, 121
一般的診察 17

【ウ】
迂回 37
右脚ブロック 69
右脚ブロックにおけるⅡ音（S2）の分裂 53
右胸心 121
右室抬起 7

【オ】
黄色腫 121

【カ】
風が吹き込むような 56
カテーテルインターベンション 19
間隙 96

【ク】
空隙 73
駆出 121
駆出性クリック 8
クリック音 21

【ケ】
血圧計 121
血流増加 32, 47, 48
原発性不整脈 3

【コ】
高血圧 121
高拍出循環状態 23
ごく軽症 62, 68
固定性分裂 32

【サ】
先細り 47, 65, 105
先細り像 32
左室肥大 18

Ⅲ音 12
三尖弁 16, 121
三尖弁閉鎖不全 71
三尖弁閉鎖不全症 89, 93

【シ】
脂質状態 121
失神 121
醜形 121
就下性浮腫 3, 121
収縮期 122
収縮期中期クリック 9
循環不全 104
上行大動脈 16
静脈コマ音 15, 23, 25
心音図 122
心雑音 21
心室中隔欠損 71
心室中隔欠損症 9, 59, 76, 99, 112
心周期 8
振戦 7, 37, 45, 58, 73, 105, 113
心尖部 122
心尖躍動 47
心臓磁気共鳴画像 11
心電図 11
振動性収縮期雑音 74
心嚢水 122
心房中隔欠損症 29, 30, 32, 34
心膜 122

【ス】
ストレインパターン 18

【セ】
正常心音 12

脊柱後側弯症 6
全収縮期 98
全身性の 122
漸増／漸減性 19
先天性大動脈弁狭窄症 16

【ソ】
僧帽弁 122
僧帽弁逸脱症 95, 100
僧帽弁開放音 8, 9, 105, 109
僧帽弁狭窄症 95, 104, 109
僧帽弁閉鎖不全症 95, 96, 99

【タ】
大動脈起始部拡張症 22
大動脈縮窄 5
大動脈縮窄症 111, 112, 114, 115
大動脈中膜 16
大動脈弁 16
大動脈弁下部狭窄 71
大動脈弁下部狭窄症 87
大動脈弁狭窄症 15, 19, 21
大動脈弁閉鎖不全症 16, 53, 54, 56
棚 112

【チ】
チアノーゼ 122
聴診器 122

【テ】
電位基準 18, 31, 38, 47, 55, 78, 97, 105

【ト】
動悸 122

橈骨大腿動脈遅延 5
糖尿病 122
動脈管開存症 24, 29, 46, 49
動脈拍動 5
突出 107

【ニ】
Ⅱ音 122
Ⅱ音の亢進 29

【ネ】
粘液性 122

【ハ】
肺高血圧症 65
肺動脈狭窄症 29, 31
肺動脈分枝狭窄症 111, 117, 119
肺動脈弁下狭窄 58, 60
肺動脈弁下狭窄症 53
肺動脈弁狭窄症 36, 40
肺動脈弁閉鎖不全症 53, 62, 66
破綻 17, 112
ばち指 122
バルサルバ手技 122
汎収縮期 98

【ヒ】
肥大型心筋症 86
肥満 122
病的 46
頻脈 122

【フ】
吹き出すような 81
腹水 122
不整脈 123

【ヘ】
閉塞性肥大型心筋症 84
ベル面のチェストピース 123
変形 6
変性 96

【マ】
膜面のチェストピース 123
膜様部 76
膜様部 VSD 82

【ム】
無害性雑音 23
無害性振動音 71, 72
無害性肺動脈血流音 29, 42, 44

【メ】
迷走神経性の（反射）123

【ヤ】
夜間発作性呼吸困難 123

【レ】
連続性雑音 23

【ロ】
肋間 123
肋骨浸食像 113

インタラクティブソフトウェア使用許諾契約書

　「そこが知りたい！　心音一刀両断！」を購入した者（自然人及び法人を含む．以下，「契約者」という．）及び本製品をダウンロードする者（法人ないし団体名義で本を購入した場合であっても，使用者はダウンロードをした当該自然人を指すものとする．以下，「使用者」という．）は，ダウンロードをする前に，下記契約内容を必ずお読みください．本製品は本使用許諾契約書（以下，「本契約書」）に記載されている条件の下でダウンロードして使用することができます．本製品をダウンロードすることにより，契約者及び使用者は，本契約内容を読み，理解し，諸条件の拘束を受けることに同意したものとみなします．本契約に同意しない場合，Elsevier Limited（以下，「Elsevier」）は本製品のダウンロード及び使用を許諾しません．

　本契約で使用されている用語の意味は，次のとおりである．
　　製品：Elsevier が Elsevier eLibrary（https://www.elsevier-elibrary.com/）上で「そこが知りたい！　心音　一刀両断！」の付属として提供するプログラム（人間／機械が解読可能な情報を含む）

　本製品は Elsevier 及び／又はその関連会社，サプライヤー，及びライセンサーによって提供されている．本製品の著作権は，Elsevier 等に帰属し，英国法及び国際条約の規定（万国著作権条約及びベルヌ条約を含むが，これらに限定されるものではない）により，著作権，商標，企業秘密及びその他の知的所有権が保護されている．使用者は本製品に関する著作権を有するものではない．本契約で使用者に明示的に付与されていない権利はすべて Elsevier 等に留保される．本製品をダウンロードした使用者以外の者が使用すること，使用者であっても個人又は団体がその他の方法で使用することは Elsevier から書面による事前の承諾を得ずには固く禁じられており，本契約に違反する行為である．

　Elsevier は，契約者及び使用者が，以下の禁止行為に反しない場合にのみ，本契約に則った本製品の非独占的で譲渡不可能な使用権を使用者に許諾することを契約者及び使用者との間で約する．
① 使用者は，契約者自身もしくは契約者の代表者・従業員・代理人等の自然人とする．
② 使用者は，「そこが知りたい！　心音　一刀両断！」の購入１つ毎に，自宅や職場で安全なネットワーク環境にある１台のコンピュータ又は端末に本製品をダウンロードして使用することができる．
③ 使用者は，本製品をダウンロードしたコンピュータ又は端末の保守ないし廃棄のため，本製品を後継品のコンピュータ又は端末に複製することができる．
④ 使用者は，個人で使用するために必要と認められる範囲で，本製品をプリントアウトすることができる．

　使用者が以下の行為を行うことを禁止する．
① 本製品及びその複製物のすべて又は一部を，媒体を問わず複数以上のコンピュータ又は端末に複製すること
② 本製品及びその複製物のすべて又は一部を使用者以外の者が閲覧できる場所（オンライン上，ローカルエリアネットワーク，広域ネットワーク，イントラネット，エクストラネット，インターネットを含むが，これらに限定されるものではない）に保存すること．
③ Elsevier から書面による事前の承諾を得ず，本製品のすべて又は一部を変更，修正すること．
④ 第三者に対し，本製品及びその複製物のすべて又は一部を販売，貸与，サブライセンス，配布，公衆送信すること．
⑤ Elsevier 等に無断で本製品の著作権，商標又はその他の権利の表示の削除，変更をすること．

本使用許諾は使用者に対するもので，Elsevierから書面による事前の承諾を得ず，本製品及びその複製物を第三者に販売，譲渡，貸与，サブライセンスすることを禁じる（法律の適用を含むが，これに限定されるものではない）．Elsevierから書面による事前の承諾を得ていない販売，譲渡，貸与，サブライセンスとみなされる行為はすべて無効であり，本契約は自動的に終了する．

本契約は，ここに定める所定の条件に準じて契約が終了するまで有効である．使用者は，本製品及びその複製物を削除・破棄することで，本契約をいつでも終了することができる．契約者及び使用者が本契約の条件に違反した場合，本契約は自動的に終了し，Elsevierは法的救済手段を講じることができるものとする．本契約が終了した場合，使用者は迅速に本製品及びその複製物をすべて破棄しなくてはならない．知的財産権にかかわるすべての条件は，本契約の終了後も継続する．

Elsevier等ならびに第三者のサプライヤー及びエージェント（この2つを併せて，以下「サプライヤー」）は，いかなる場合でも（その損害が予見可能か，不法行為，契約に準じた行為，その他であるかどうかにかかわらず），使用者が被った損害（以下のいずれかから生じた，又は結果的に生じた利益の逸失，貯蓄の損失，その他の特別的，間接的，偶発的，派生的損害）に対して責任を負わないものとする．①使用者が本製品を使用すること，もしくは使用できないこと，②データの損失又は破損，及び／又は，③本製品におけるエラーや脱落．

本契約には，イングランド及びウェールズの法律が適用されることとする．本契約に関連して生じたあらゆる紛争については，使用者，Elsevierともにイングランド及びウェールズの裁判所が専属的な管轄権を有することに同意するものとする．

監訳

徳田安春（とくだ やすはる）
独立行政法人地域医療機能推進機構（JCHO）顧問．筑波大学客員教授．臨床研修病院群プロジェクト群星沖縄副センター長．
1988年琉球大医学部卒業．沖縄県立中部病院，聖路加国際病院，水戸協同病院などを経て，2014年より現職．総合診療医学教育研究所CEOを兼務．

編集

水野　篤（みずの　あつし）
聖路加国際病院循環器内科・QIセンター兼務．同国際大学急性期看護学臨床准教授．
2005年京都大学医学部卒業．神戸市立中央市民病院(現神戸市立医療センター中央市民病院)初期研修．2007年より聖路加国際病院勤務．

そこが知りたい！
心音　一刀両断！

発　行	2017 年 1 月 20 日　　第 1 刷
監　訳	徳田安春
編　集	水野　篤
発行者	布川　治
発行所	エルゼビア・ジャパン株式会社 〒106-0044　東京都港区東麻布 1-9-15 東麻布 1 丁目ビル ☎ 03-3589-5024
発売元	株式会社 三輪書店 〒113-0033　東京都文京区本郷 6-17-9 本郷綱ビル ☎ 03-3816-7796　FAX 03-3816-7756 http://www.miwapubl.com/
組　版	Toppan Best-set Premedia Limited
印刷所	日経印刷株式会社

©2017 Elsevier Japan KK

本書の複製権・翻訳権・上映権・譲渡権・公衆送信権（送信可能化権を含む）はエルゼビア・ジャパン株式会社が保有します．
本書のコピー，スキャン，デジタル化等の無断複製は著作権法上の例外を除き禁じられています．違法ダウンロードはもとより，代行業者等の第三者によるスキャンやデジタル化はたとえ個人や家庭内での利用でも一切認められていません．著作権者の許諾を得ないで無断で複製した場合や違法ダウンロードした場合は，著作権侵害として刑事告発，損害賠償請求などの法的措置をとることがあります．＜発行所：エルゼビア・ジャパン株式会社＞

JCOPY 〈（一社）出版者著作権管理機構委託出版物〉
本書の無断複製は著作権法上での例外を除き禁じられています．複製される場合は，そのつど事前に，（一社）出版者著作権管理機構（電話 03-3513-6969, FAX 03-3513-6979, e-mail：info@jcopy.or.jp）の許諾を得てください．

落丁・乱丁はお取り替え致します．　　　　　　　　　　ISBN978-4-89590-570-1